アトラス
形成外科手術

――見てわかるエキスパートのテクニック――

編著

小川 令

日本医科大学付属病院形成外科・再建外科・美容外科教授

執筆者（執筆順）

小川　　令　日本医科大学付属病院形成外科・再建外科・美容外科教授

土肥　輝之　日本医科大学付属病院形成外科・再建外科・美容外科准教授

杉本　貴子　皮ふと子どものあざクリニック茗荷谷院長

梅澤　裕己　日本医科大学付属病院形成外科・再建外科・美容外科准教授

多賀　麻里絵　日本医科大学付属病院形成外科・再建外科・美容外科

三羽　英之　日本医科大学付属病院形成外科・再建外科・美容外科

桑原　大彰　日本医科大学武蔵小杉病院形成外科准教授

青木　宏信　日本医科大学付属病院形成外科・再建外科・美容外科講師

亀谷　美菜　日本医科大学付属病院形成外科・再建外科・美容外科

井上　真梨子　日本医科大学付属病院形成外科・再建外科・美容外科

近藤　　曉　日本医科大学付属病院形成外科・再建外科・美容外科

桑原　広輔　静岡県立こども病院形成外科医長

加持　秀明　静岡県立こども病院形成外科科長

江浦　重義　日本医科大学付属病院形成外科・再建外科・美容外科講師

秋山　　豪　日本医科大学付属病院形成外科・再建外科・美容外科講師

奈良　慎平　大坪会東和病院形成外科部長

柘植　琢哉　東京美容外科赤坂院院長，日本医科大学付属病院形成外科・再建外科・美容外科

張　　萌雄　日本医科大学付属病院形成外科・再建外科・美容外科

小野　真平　日本医科大学付属病院形成外科・再建外科・美容外科准教授

栄　　由貴　日本医科大学付属病院形成外科・再建外科・美容外科

藪野　雄大　日本医科大学多摩永山病院形成外科部長

石井　暢明　日本医科大学千葉北総病院形成外科

西本　あか奈　日本医科大学武蔵小杉病院形成外科講師

赤石　諭史　日本医科大学武蔵小杉病院形成外科教授

土佐　眞美子　日本医科大学付属病院形成外科・再建外科・美容外科特任教授

中村　加奈恵　行徳総合病院形成外科

櫻井　　透　行徳総合病院形成外科部長

村上　正洋　まぶたとヒフのクリニック千駄木プラザ形成外科院長/日本医科大学形成外科・眼科

朝日　林太郎　日本医科大学付属病院形成外科・再建外科・美容外科

比留間　英　日本医科大学付属病院形成外科・再建外科・美容外科

久保村　憲　日本医科大学武蔵小杉病院形成外科講師

かづきれいこ　日本医科大学形成外科学教室非常勤講師/有限会社かづきれいこ代表取締役

巻頭言

　形成外科は，生まれつきの形態異常から外傷，腫瘍切除後の再建，加齢による変化や美容まで，幅広い領域を扱う診療科です．広義の形成外科は，狭義の形成外科，再建外科，美容外科の三本柱から成り立っています．

　狭義の「形成外科」は，先天異常を対象とする外科領域であり，唇裂・小耳症・合指症など，生まれつきの形態的な問題を正常に近づける治療を行います．「再建外科」は，熱傷や外傷，がんや糖尿病などによって失われた組織を再建し，機能や外観を回復させる領域です．すなわち，後天的な損失を補い，元の状態に近づけることを目的としています．「美容外科」は，医学的に正常な組織や形態に対して，より美しく整えることを目的とした治療を行います．

　これら三つの領域は，患者さんが医療を求める動機こそ異なりますが，整容的・機能的な改善を目指すという理念と手術手技を共有しており，広義の形成外科として一体のものと考えられています．この三本柱の違いを正しく理解し，それぞれの役割を認識した上で診療にあたることが重要です．そのため，日本医科大学付属病院の形成外科は，「形成外科・再建外科・美容外科」という名称を掲げ，包括的な診療体制を整えています．

　形成外科の治療では，機能の回復に加え，審美的な調和を考慮したアプローチが求められます．近年，マイクロサージャリーや人工真皮，陰圧閉鎖療法などの技術革新により，治療の選択肢は飛躍的に広がっています．しかし，どれほど技術が進歩しても，基本に忠実な技術の習得と適切な術式の選択は不可欠であり，それらを確実に身につけることが，安全かつ良好な手術結果へとつながります．

　本書『アトラス形成外科手術―見てわかるエキスパートのテクニック―』は，形成外科の診療と手術の実際を，豊富な症例写真と図を用いて解説した実践的な書籍です．基本的な手技から応用的な術式まで幅広く網羅し，視覚的に理解しやすい構成としました．また，各手術のポイントや工夫，合併症対策についても詳述し，臨床の現場で役立つ情報を提供しています．

　本書が，若手医師の技術習得の一助となるとともに，経験を積んだ形成外科医にとっても日常診療の参考となり，より良い治療を提供する一助となれば幸いです．最後に，本書の執筆にご尽力いただいた諸先生方，編集部の皆様，特に弘津香奈子様に深く感謝申し上げます．

　　2025 年 3 月

日本医科大学付属病院
形成外科・再建外科・美容外科
教授

小 川　　令

CONTENTS

総 論　〈小川　令〉　1

1 ● 皮膚腫瘍，皮下腫瘍摘出　〈土肥輝之〉　9

2 ● 皮膚レーザー治療　〈杉本貴子〉　15

3 ● 頭頸部再建術　〈梅澤裕己〉　22

4 ● 胸部再建　〈多賀麻里絵　梅澤裕己〉　30

5 ● 腹壁再建　〈三羽英之　梅澤裕己〉　36

6 ● 四肢軟部組織再建　〈桑原大彰〉　42

7 ● 乳房再建　〈青木宏信　亀谷美菜　井上真梨子〉　50

8 ● 耳下腺腫瘍手術　〈近藤　曉　梅澤裕己〉　59

9 ● 頭蓋先天異常治療　〈桑原広輔　加持秀明〉　66

10 ● 顔面骨骨折再建　〈江浦重義〉　73

11 ● 外傷手術　〈秋山　豪〉　78

12 ● 熱傷初期治療　〈奈良慎平〉　83

13 ● 熱傷再建　〈小川　令〉　87

14 ● 唇顎口蓋裂　〈桑原広輔　加持秀明〉　95

15 ● 耳形成手術　〈柘植琢哉〉　100

16 ●	手先天異常治療	〈張 萌雄 小野真平〉	107
17 ●	手の外傷再建	〈小野真平〉	112
18 ●	爪疾患治療	〈栄 由貴〉	118
19 ●	難治性潰瘍におけるデブリードマン	〈藪野雄大〉	125
20 ●	褥瘡再建	〈石井暢明〉	132
21 ●	血管腫・血管奇形治療	〈西本あか奈〉	137
22 ●	肥厚性瘢痕・ケロイド保存的治療	〈赤石諭史〉	147
23 ●	肥厚性瘢痕・ケロイド手術治療	〈土佐眞美子〉	153
24 ●	性別不合，性同一性障害	〈中村加奈恵 櫻井 透〉	162
25 ●	上眼瞼手術	〈村上正洋〉	166
26 ●	下眼瞼治療	〈朝日林太郎〉	177
27 ●	リンパ浮腫治療	〈比留間 英 小川 令〉	181
28 ●	多汗症・腋臭症治療	〈久保村 憲〉	192
29 ●	美容外科診療	〈朝日林太郎〉	205
30 ●	美容後遺症診療	〈朝日林太郎〉	211
31 ●	リハビリメイク	〈かづきれいこ 朝日林太郎〉	218

索引　226

総論

形成外科とは

□ 広義の形成外科は，狭義の形成外科（小児形成外科），再建外科，美容外科から成る．
□ それぞれの科は，受診する患者，外来での対応がまったく異なるが，手術手技が共通なので，
　1つの診療科として一緒に働くことが多い．
□ 患者にとってのマイナスをプラスまで引き上げるのが，形成外科医の仕事である．

マイナス→0
（先天異常で失った
ものをつくる）

形成外科
（小児形成外科）

手術
手技

再建外科

美容外科

0→マイナス→0
（がん・病気・けがで
失ったものをつくる）

0→プラス
（新たなもの
をつくる）

形成外科における外来対応の違い

□ 広義の形成外科に含まれる3つの専門領域は，患者への対応がまったく異なる．3つの違いを意
　識して外来対応にあたる必要がある．

■1 狭義の形成外科（小児形成外科）

□ 患児が幼少のときは，本人よりもむしろ保護者の心のケアが大切．
□ 患児が，先天異常を気にしなくても生活できるようになる可能性を伝えていく．

2 再建外科

- □ 後天的に生じた障害に対して，本人のショックに寄り添うことが大切．
- □ 将来的に，傷を気にしなくても生活できるようになる可能性を伝えていく．

3 美容外科

- □ 本人と美容外科を受ける動機を確認し，施術目標を相談する．
- □ 単なる美意識が動機であれば良いが，身体醜形障害や外見に執着が強い強迫性障害，外見を頻繁に変えたがる境界性パーソナリティー障害など精神疾患が潜んでいないか注意する．

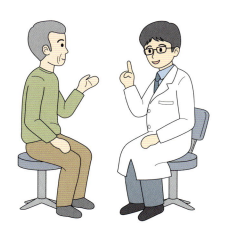

広義の形成外科に共通する技術

1. 組織の剝離
- □ 筋膜など膜組織の剝離，血管や神経の同定剝離，腫瘍周囲の剝離など．

2. 縫合
- □ 表面縫合，真皮縫合，筋膜縫合，筋肉縫合，神経縫合，血管吻合，リンパ管吻合など．

3. 遊離移植
- □ 遊離軟骨移植，遊離骨移植，遊離皮膚移植（植皮術），遊離脂肪移植，遊離筋膜移植など．

4. 血管付き遊離移植
- □ 遊離筋肉移植，遊離（血管付き）骨移植，遊離皮弁手術など．

5. 複雑な切開・縫合
- □ Z形成術，W形成術，局所皮弁術など．

6. インプラントの移植
- □ シリコンインプラント移植，エキスパンダー移植，人工関節インプラント移植など．

7. 局所の薬剤投与
- □ ステロイド注射，ボツリヌストキシン注射，ヘパリン注射など．
- □ 広義の形成外科医は，共通する技術を，専門医資格を取得するまでの間に学ぶ．これら1つ1つの技術が各技術のレベルを向上させる．

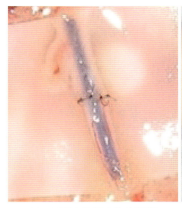
リンパ管と静脈の吻合技術

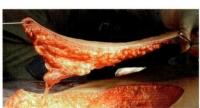
腫瘍の剥離・切除技術

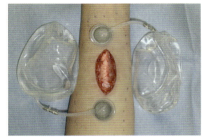
エキスパンダーの応用技術

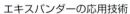
血管剥離・皮弁の挙上技術

技術はスパイラルに上達する

□ 技術はスパイラル（らせん状）に上達する．形成外科医は，たとえば縫合であれば表面縫合，真皮縫合，神経縫合，血管吻合，リンパ管吻合といった順に複雑になる技術を段階的に学ぶ．肉眼的な縫合から，顕微鏡下の縫合までひと通り学び終えると，また表面縫合の技術への考え方が変化し，2段階目の学びのスパイラルに突入する．さらに経験が増すごとに，技術はスパイラル状に上達していく．よって，すべての技術をバランス良く学んでいくことが大切であり，それぞれの技術はお互いの技術に影響し合う．

□ たとえば，若い頃から美容外科の手術のみを行っていても，縫合の技術は次の段階に進むことはない．形成外科の専門医資格をとるまでに，小児形成外科，再建外科，美容外科のすべてを学ぶことが大切である．

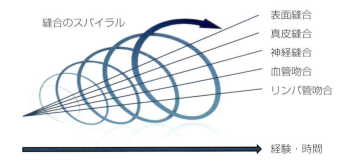

小児形成外科と再建外科の共通点

- □ たとえば，小児の耳の先天的な形態異常に対する手術方法は，外傷や熱傷による耳の後天的な形態異常の再建と共通点が多々ある．
- □ 小児形成外科の専門医が再建を学ぶことは大切であり，また再建外科医が小児形成外科を学ぶことも大切である．

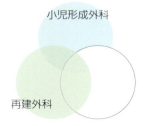

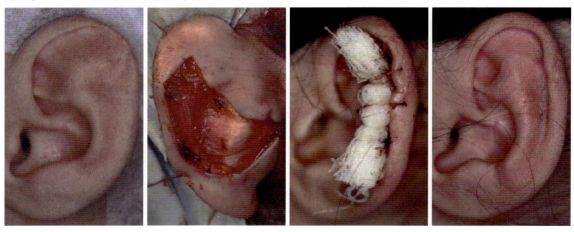

先天的なスタール耳に対する軟骨形成手術，術後半年

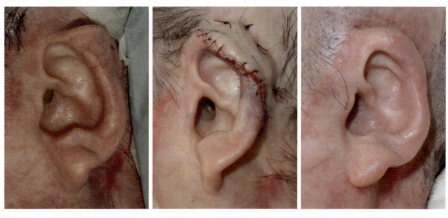

熱傷による耳介変形に対する遠隔皮弁による再建手術，術後2年

再建外科と美容外科の共通点

- たとえば，眼瞼の後天的な下垂に対する再建手術は，美容外科における上眼瞼の手術と共通点が多々ある．
- 再建外科の専門医が美容外科を学ぶことは大切であり，また美容外科医が再建外科を学ぶことも大切である．

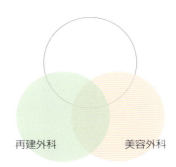

後天的な眼瞼下垂に対する再建手術（眼瞼下垂手術），術後3ヵ月

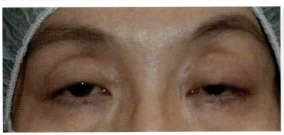 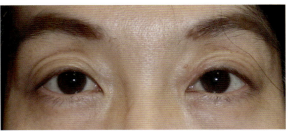

一重眼瞼に対する美容外科手術（重瞼術），術後3ヵ月

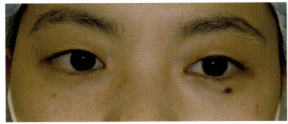 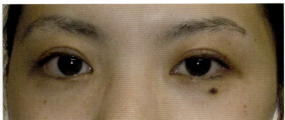

美容外科と小児形成外科の共通点

□ たとえば,美容外科的な縫合の手技は,小児形成外科における手術手技と共通点が多々ある.
□ 美容外科の専門医が小児形成外科を学ぶことは大切であり,また小児形成外科医が美容外科を学ぶことも大切である.

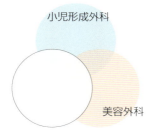

母斑に対する美容外科的切除手術,術後半年

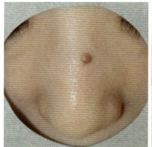 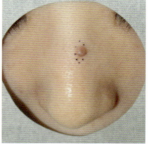 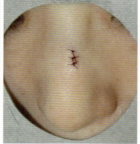 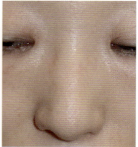

先天的な有毛性母斑に対する切除とZ形成術,術後2年

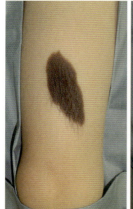 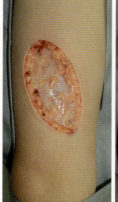 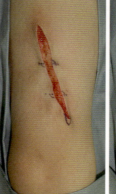 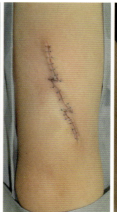 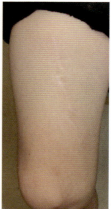

小児形成外科と再建外科と美容外科の共通点

□ 顔は，広義の形成外科すべてにとって重要な，専門臓器である．顔に対する手術手技は，小児形成外科，再建外科，美容外科すべてに共通と言って良い．

□ たとえば，小児形成外科における頭蓋形成手術，再建外科における顔面骨骨折の整復術，美容外科における輪郭形成手術，これらは顔面骨を扱う上で，多くの共通の技術を要する．

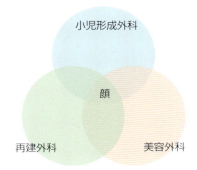

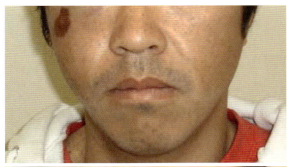
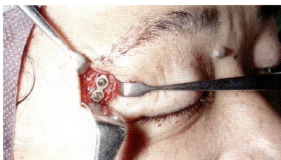
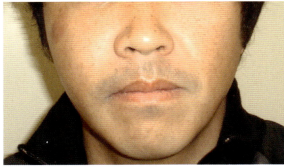

術後6ヵ月

右の頬骨骨折に対する再建手術

□ たとえば，小児形成外科における先天性眼瞼下垂に対する筋膜移植術，顔面神経麻痺に対する静的再建，美容外科におけるフェイスリフト，これらは顔面の表在性筋膜群（superficial musculo-aponeurotic system: SMAS）や筋膜などの層の剥離技術など，多くの共通の技術を要する．

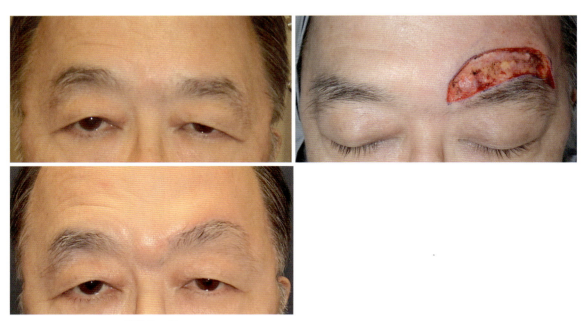

術後6ヵ月
左の顔面神経麻痺による眉毛下垂に対する再建手術

〈小川 令〉

1 皮膚腫瘍，皮下腫瘍摘出

皮膚・皮下腫瘍摘出における基本的な考え方

- □ まずは正確な術前診断が重要となる．
- □ 診断のために，①詳細な問診，②肉眼所見や性状などの臨床所見を視診・触診，③必要に応じた検査．
    - 検査について
        - 浅在性：ダーモスコピーも用いて
        - 深在性：超音波，必要に応じて造影 MRI，CT などを用いて
- □ 術前診断をもとに，腫瘍の良性・悪性を見極め，最適な治療方針を立てる．
- □ 悪性が疑われる場合は，ガイドラインに沿った適切な切除範囲を設定する．
- □ 皮膚腫瘍では，ダーモスコピーなどの所見含め，悪性が疑われる際は皮膚悪性腫瘍のガイドラインに沿って治療を行う．
- □ 皮下腫瘍では，5 cm 以上で悪性も否定できない場合は，造影 MRI などの画像精査・生検を含め，しっかりと術前診断を行うことが大切である．
- □ 必要に応じて，専門施設へ紹介を．

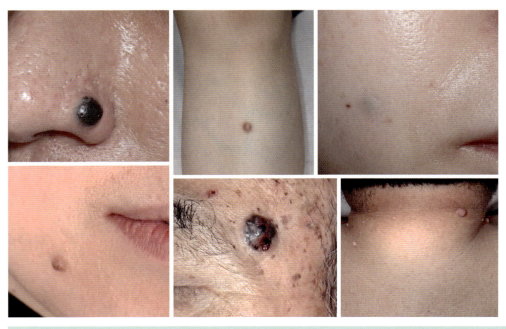

- 正確な術前診断のもと，適切な切開・切除範囲を設定し，目立たない傷あとにすることが重要である．

皮膚腫瘍の治療

- 皮膚腫瘍は切除ラインはできるだけ minimal margin（1～1.5 mm 程度）で行い，取り残さずに欠損を最小にする．
- 縫合は RSTL（relax skin tension line）を参考に日常生活動作でのシワのラインにできるだけ合わせる．すなわち，強く引っ張られる方向に垂直に切開線を置く．

1 皮膚腫瘍（皮膚線維腫，色素性母斑）

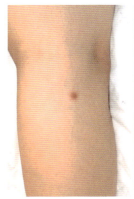
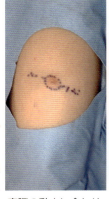
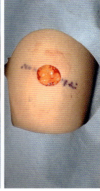
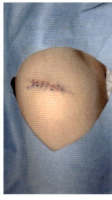
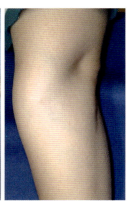

実際の動きに合わせラインを引く　　　術直後　　　術後1年

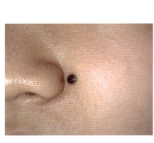
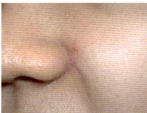
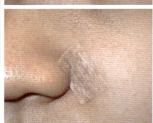
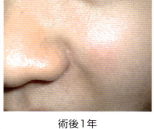

術後1年

術後のテープ固定も有効である

2 皮膚腫瘍（表皮母斑）

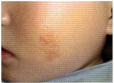
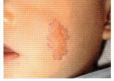
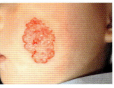

自然にできる三角弁を利用するなど，
1本の長い直線瘢痕を避ける
（顔は小さなW形成術で十分なことが多い）

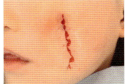
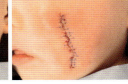
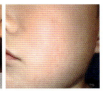

浅筋膜縫合後　　　術直後　　　術後18カ月

ドッグイヤーは最小限で修正

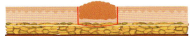
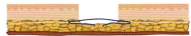
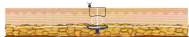

minimal marginで摘出　　　欠損が大きい場合は，
頬部は真皮直下の浅筋膜から縫合

皮膚腫瘍摘出後皮弁再建

1 皮膚腫瘍（母斑細胞性母斑）

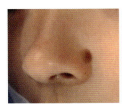
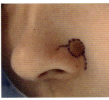
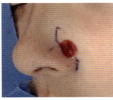
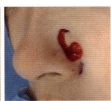

1mm程度の辺縁を　　　術中：切除後　　　術中：皮弁作成
つけて切除ライン
を設定する

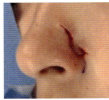

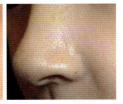

術中：皮弁移動　　　術直後　　　術後18カ月

- 組織の欠損が大きい場合や解剖学的な構造で変形が目立つ場合は局所皮弁などでの再建を検討し，変形を最小限とする．

2 皮膚悪性腫瘍（基底細胞癌）

初回切除

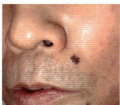 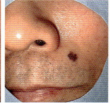 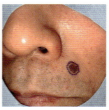 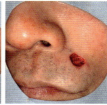 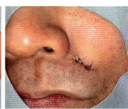

ダーモスコピーで基底細胞癌が疑われ，
確定診断のため，1.5mmのminimal marginで切除生検

表面のみ単純縫合　　術直後

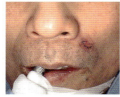 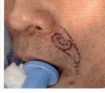 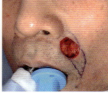 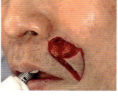 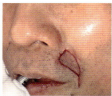

初回切除で
基底細胞癌の確定診断
断端陰性確認

術中：追加切除後
（ガイドラインに準拠）
高リスク部位のため

術中：前進皮弁　　術中：皮弁移動

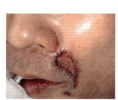 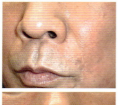

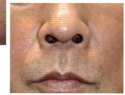

術直後

術後1年

術後5年は半年〜1年おきの画像検査も含めフォローアップを行っている．

皮下腫瘍の治療

□ 皮下腫瘍は切除ラインも，腫瘍の種類により，線状切開または紡錘形切開など検討する．
□ 縫合はRSTLを参考に日常生活動作でのシワのラインにできるだけ合わせる．すなわち，強く引っ張られる方向に垂直に切開線を置く．

1 皮下腫瘍(表皮嚢腫・粉瘤)

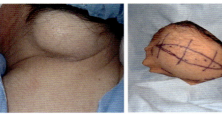
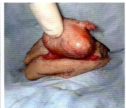
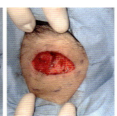

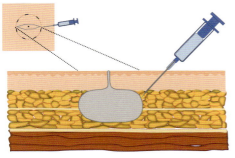

- □ 粉瘤は局所麻酔による hydrodissection にて切除しやすくなる.
- □ ただし,その際,腫瘤の辺縁がわからなくなることがあるため,事前に辺縁をマーキングすると全体像の把握が容易である.
- □ 止血・止血確認をしっかり行い,術後当日はガーゼによる圧迫固定を行い,術後血腫を予防する.

2 皮下腫瘍(脂肪腫)

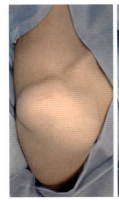
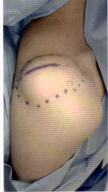
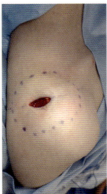
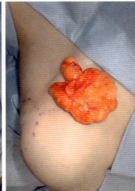
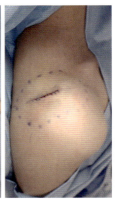

- □ 切開線から深部に進み,脂肪腫直上の膜様組織を丁寧に切開し,アプローチする.
- □ 脂肪腫の摘出はガーゼや指などを使って用手的に鈍的に行うのがよい.
- □ 膜様組織が引っかかる際は適宜剪刀・電気メスで外す.
- □ 脂肪腫はほとんどの場合が一塊に切除することが可能であり,一塊に切除するよう心がける.
- □ 後頸部などは線維性構造が多いことがあり,全体像を同じように確認しながら,モスキートペアンで膜を拾い電気メスで丁寧に膜を外していく.

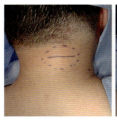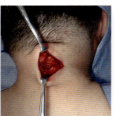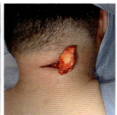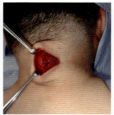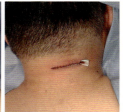

□ 止血・止血確認をしっかり行い，術後血腫予防のために，ペンローズドレーンを置くことも多い．
□ 皮下腫瘍では，術前の造影 MRI 検査などで悪性が疑われる場合は生検を行う．
□ 軟部悪性腫瘍が疑われる場合は，皮切を筋の走行に沿って行うため，シワのラインとは逆となることが多く，注意を要する．

まとめ

- **術前診断の重要性**
  - 問診，視診・触診，ダーモスコピーも含めた画像検査などを行い，腫瘍の正確な性状評価と診断が不可欠である．必要ならば生検も検討する．

- **手術アプローチの工夫**
  - 切開ラインは，RSTL を参考に，日常生活動作でのシワ（張力方向に垂直）のラインにできるだけ合わせる．
  - 欠損が大きく単純縫縮で変形が強くなる場合は，局所皮弁，植皮術といった適切な再建法を検討する．

- **合併症の回避**
  - 出血のコントロール，術後血腫予防に留意し，止血，術当日の圧迫固定などは重要となる．

- **切除断端の重要性**
  - 悪性腫瘍に対しては，ガイドラインに沿った適切な治療を行う必要がある．
  - 必要に応じて，専門施設への紹介を検討する．

〈土肥輝之〉

2 皮膚レーザー治療

考え方

- □ レーザー（LASER）は，Light Amplification by Stimulated Emission of Radiation（放射の誘導放出による光増幅）の頭文字をとった言葉であり，1960年にMaimanが報告した．
- □ 標的組織を選択的に加熱や破壊をして効果的に治療をする．周辺組織を保護する目的も含め6つの因子を設定する．
  1) 波長（nm）：光が持つ波の周期．治療では532〜10600 nmを使用する．組織により吸収しやすい波長が異なるため，各疾患に適した波長を選択し治療をする．

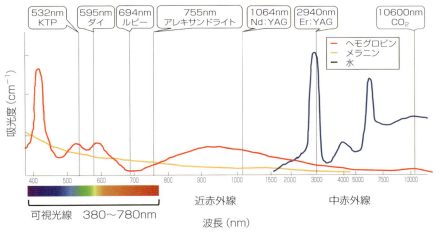

吸光スペクトル

  2) パルス幅（秒）：照射時間．標的組織の熱緩和時間より短く設定することで周囲への熱損傷を予防する．現在はピコ秒（1兆分の1秒）レーザーまで存在する．
  ※熱緩和時間: thermal relaxation time; TRT，熱の半減期．加熱された標的組織が最高温度に達した後，温度が半分に下がるまでの時間．
  3) フルーエンス（J/cm^2）：標的組織を加熱もしくは破壊するために必要な1 cm^{2}あたりのエネルギー量．
  4) スポットサイズ（cm^2）：照射面積．スポットサイズが大きくなると深達度が深くなる．
  5) 照射距離（cm）：ハンドピースの先端から疾患までの距離．距離が離れると照射エネルギーは大きくなる．
  6) 反復率（Hz）：1秒あたりの照射回数．

最大出力はパルス幅，フルーエンス，スポットサイズから算出する．

$$最大出力（W）＝\frac{フルーエンス（J/cm^2）×スポットサイズ（cm^2）}{パルス幅（秒）}$$

1）波長〜5）照射距離は治療効果に，6）反復率は治療速度に影響する．

治療

- □ 疾患には大きく分けて 2 つ，赤色疾患と青・茶色疾患がある．
- □ 赤色疾患には単純性血管腫，乳児血管腫（いちご状血管腫），毛細血管拡張症，ケロイドなどがあり，595 nm のダイレーザー（色素レーザー）や 1064 nm の Nd: YAG レーザーを用いる．

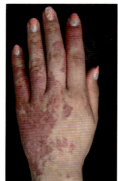
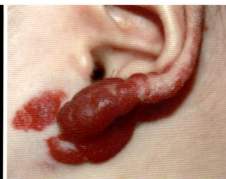
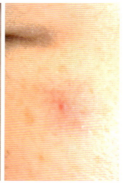

毛細血管奇形　　　　　　　乳児血管腫　　　　　　　毛細血管拡張症
単純性血管腫

- □ 青・茶色の疾患には太田母斑，異所性蒙古斑，外傷性色素沈着症，扁平母斑，日光黒子などがあり，532 nm の KTP レーザー，694 nm のルビーレーザー，755 nm のアレキサンドライトレーザー，1064 nm の Nd: YAG レーザーなどを用いる．

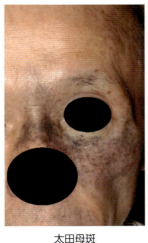
太田母斑

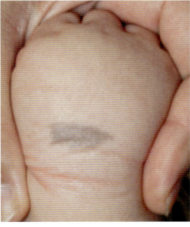
異所性蒙古斑

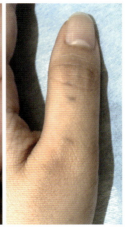
外傷性色素沈着症

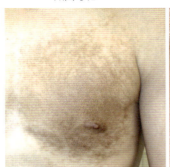
扁平母斑

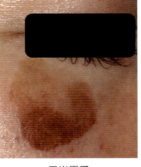
日光黒子

1 IPL（intense pulsed light）

□ 広域な波長を照射することで様々な肌トラブルを改善する．毛細血管に反応することで赤みを改善し，メラニンに反応することで色素斑を改善し，線維芽細胞を刺激しコラーゲンを生成することで肌にハリを出し，小じわを改善させる．雀卵斑のように色素斑の数が多い場合に特に有効である．

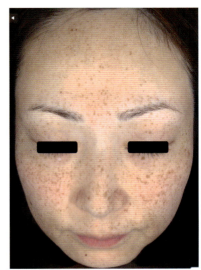

（写真提供: 東京美容医療クリニック 高尚威先生）

2 乳児血管腫

- 生後約2週間で出現し，平坦もしくは隆起性の疾患である．
- 症例: 4歳女児，右前額部
- 生後1カ月から治療を開始し，ダイレーザーを1〜3カ月おきに10回照射し消失した．3年が経過しているが，再燃は認めない．
- 詳細は，「21．血管腫・血管奇形治療」に譲る．

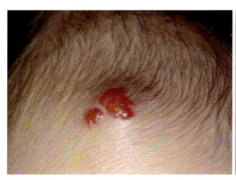
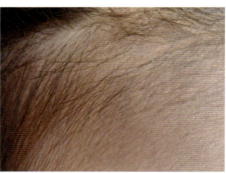

3 太田母斑

- 太田母斑は顔面片側，三叉神経第1枝，第2枝領域に出現する青〜灰色の疾患である．ADM（後天性真皮メラノサイトーシス）は思春期以降，顔面両側，生え際，頬部，鼻翼に出現する．
- 症例: 60代男性，左顔面
- Qスイッチ付きルビーレーザーを3〜6カ月おきに3回照射し，改善を得た．

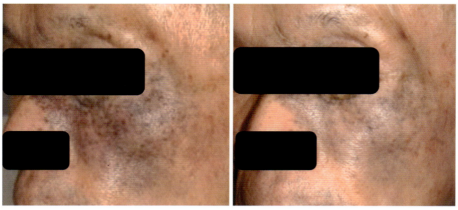

a|b　a) 施術前，b) Qスイッチ付きルビーレーザーを3回照射した1カ月後

4 異所性蒙古斑

- 生来,全身いずれにも出現する疾患である.
- 臀部の蒙古斑よりも濃い場合や広範囲の場合は治療対象となる.
- 症例: 1歳男児,右手背
- Qスイッチ付きルビーレーザーを3〜6カ月おきに3回照射し,ほぼ消失した.

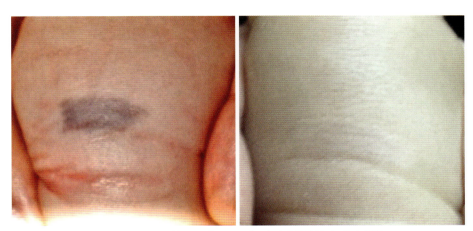

a|b　a) 施術前,b) Qスイッチ付きルビーレーザーを3回照射した3カ月後

5 扁平母斑

- 生来もしくは思春期に出現する疾患である.
- 成長期は皮膚の伸展により薄くなるが,その後は代謝低下に伴い角質が厚くなるため濃くなる.
- 全身に6個以上ある場合は神経線維腫症Ⅰ型(neurofibromatosis type 1: NF1,レックリングハウゼン病)の鑑別が必要である.
- 非常に再発率の高い疾患であり,治療前のインフォームドコンセントが重要である.

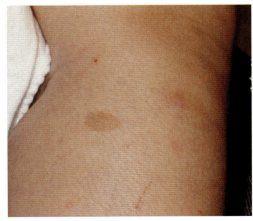

2歳男児,大腿

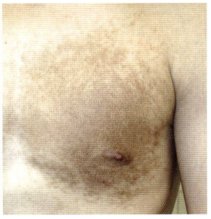

20代男性,左胸部

6 老人性色素斑

- □ UVB などの刺激により出現する光老化の一症状である．
- □ 20 代以降に出現し，褐色，境界明瞭〜やや不明瞭，左右非対称である．
- □ 症例: 50 代女性，右頰部
- □ Q スイッチ付きルビーレーザーを 1 回照射し，老人性色素斑は消失した．

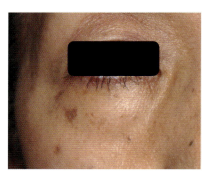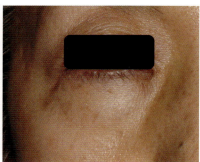

a|b　a）施術前，b）Q スイッチ付きルビーレーザーを 1 回照射した 1 カ月後

7 雀卵斑

- □ 10 代に出現し，数 mm，境界明瞭な褐色斑である．鼻根部に出現することが特徴である．
- □ 家族性に発生することが多く，半年〜2 年で再発する．
- □ 症例: 40 代女性，全顔
- □ IPL を 2 回照射し改善した．

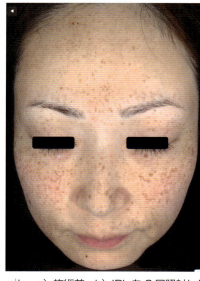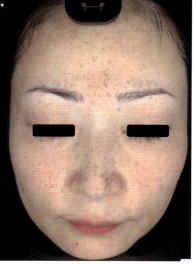

a|b　a）施術前，b）IPL を 2 回照射した 1 週間後
（写真提供: 東京美容医療クリニック　高尚威先生）

【治療後の管理】

□ 混合死菌浮遊液ヒドロコルチゾン（エキザルベ®）などの炎症を抑制する外用を塗布し，必要時はガーゼなどで保護する．治療約1週間後から遮光を継続する．

□ 1週間後，1カ月後，3カ月後，6カ月後と経過観察を行い，次回照射の必要性を判断する．

【合併症】

□ 水疱，びらん・潰瘍，炎症後色素沈着，色素脱失，瘢痕，肥厚性瘢痕・ケロイド，など

まとめ

- 疾患に適応のあるレーザーを選択し，適切な設定のもと照射する．
- 照射後は適切な処置を行い，定期的な経過観察をする．
- 患者背景や疾患により治療回数が異なるが複数回にわたることが多く，患者や家族の心身への配慮は欠かせない．

【参考文献】

1) Sugimoto A, Aoki R, Toyohara E, et al. Infantile hemangiomas cleared by combined therapy with pulsed dye laser and propranolol. Dermato Surg. 2021; 47: 1052-7.

2) Shin JO, Roh D, Shin K, et al. High-fluence 1064 nm Q-switched Nd: YAG laser treatment for ectopic Mongolian spot. J Dermatolog Treat. 2023; 34: 2255057.

3) Lalor L, Davies OM, Basel D, et al. Café au lait spots: when and how to pursue their genetic origins. Clin Dermatol. 2020; 38: 421-31.

〈杉本貴子〉

3 頭頸部再建術

考え方

- 頭頸部悪性腫瘍の切除に引き続いて行われることが多い．
- 機能再建を通じて患者の生命予後，QOL 向上に寄与できる．
- 植皮術，皮弁術，顕微鏡手術，各種人工材料などを用いて再建を行う．
- 形成外科学における全ての技術，知識，外科医としての全ての集中力，体力を投入して再建にあたる．
- 手術のゴールを決めて綿密に計画を立てる必要がある．

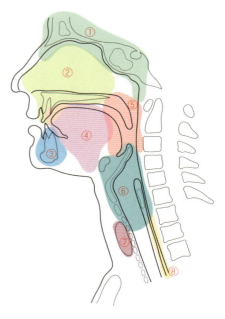

悪性腫瘍の発生領域
①頭蓋底および上咽頭癌，②上顎および鼻腔癌，③下顎に浸潤した癌，④舌癌を含む口腔癌，⑤中咽頭癌，⑥喉頭癌および下咽頭癌，⑦甲状腺癌，⑧食道癌
このほかに，耳下腺や眼窩など多岐にわたる．

(小川 令，編．形成外科診療・救急外来処置ビギナーズマニュアル．東京: 全日本病院出版会; 2021. p.251 より)

頸部の解剖

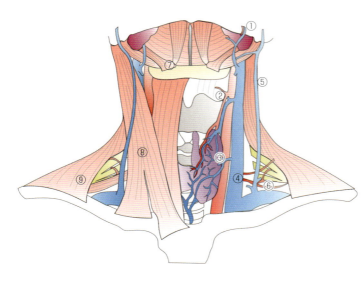

①顔面動脈，静脈
②上甲状腺動脈
③中甲状腺静脈
④内頸静脈
⑤外頸静脈
⑥頸横動脈
⑦顎二腹筋
⑧胸鎖乳突筋
⑨僧帽筋

これらの解剖を正確に把握する必要がある．

(小川 令，編．形成外科診療・救急外来処置ビギナーズマニュアル．東京: 全日本病院出版会; 2021. p.252 より)

1 咽頭・喉頭・頸部食道全摘術後の再建術

□ 下咽頭や頸部食道に浸潤した悪性腫瘍に対して行われる．
□ 食物の通過経路を作成することが目的．
□ 失声はやむなし（永久気管孔）．
□ 遊離空腸移植や皮弁のロールで再建される．

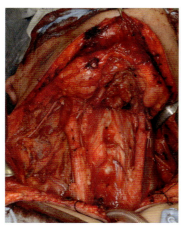
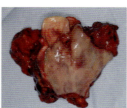

切除後の外観
残存組織やレシピエント血管の状況を把握する．

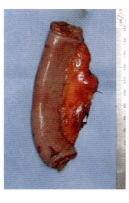
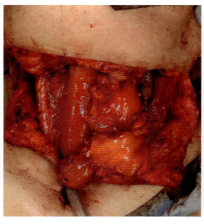
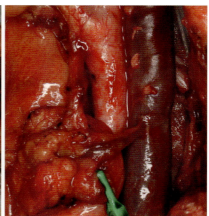

空腸あるいは皮弁の縫い付け
細かすぎても粗すぎてもいけない．
筆者は 5〜7 mm 間隔を心掛けている．
レシピエント動脈は上甲状腺動脈，顔面動脈，頸横動脈が多い．
レシピエント静脈は内頸静脈，中甲状腺静脈，顔面静脈が多い．

2 咽頭部分切除後の再建術

□ 下咽頭に浸潤した悪性腫瘍に対して行われる．
□ 食物の通過経路を作成することが目的．
□ 失声は避けることができるが，術後の誤嚥に注意．年齢や体力を考慮して適応を決める．
□ 放射線治療や化学療法の発展に伴い部分切除が選択されることは少なくなっている．

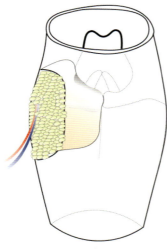

再建概念図

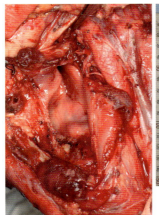
切除後の外観

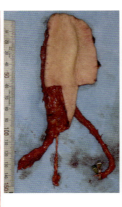

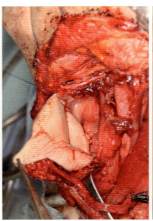
前腕皮弁移植
被裂部の再建に注意を要する．

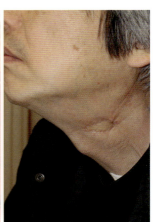
半年後

3 中咽頭切除後の再建術

□ 中咽頭に浸潤した悪性腫瘍に対して行われる.
□ 食物を下咽頭に送り込むための圧力構造を構築することが目的.
□ 基本的にはシンプルに作成するとうまくいくことが多い.
□ 口腔内に向けては皮弁, 鼻咽腔に向けては粘膜が覆っていた方が良い.

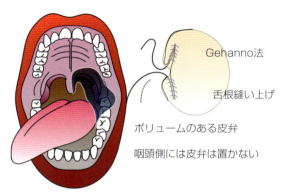

中咽頭側壁や舌根をうまく処理する.
皮弁は口腔内に皮膚がくるように乗せる.

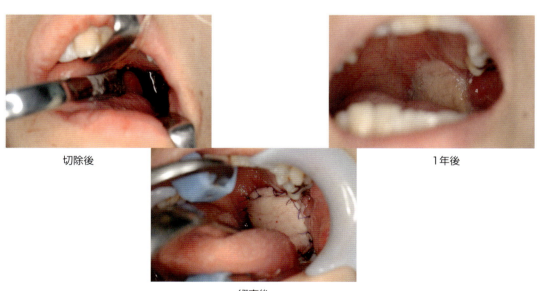

切除後　　　術直後　　　1年後

4 舌切除後の再建術

□ 舌悪性腫瘍に対して行われる．
□ 嚥下の際の圧力を保持するために行われる．
□ 構音はやや困難となる．
□ 大きめの皮弁で再建し，再建直後は舌がやや歯列より突出するくらいが良い．

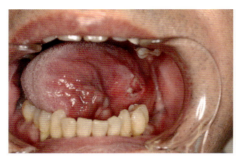 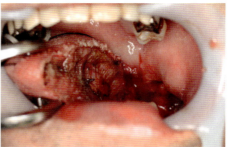

病変

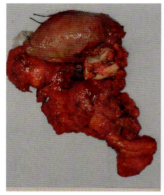 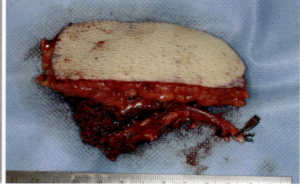

切除された舌　　　　　　　　皮弁

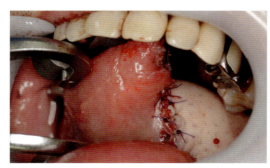 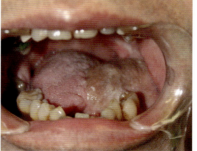

大きめに再建　　　　　　　　1年後

5 下顎切除後の再建術

☐ 下歯肉癌や下顎骨に浸潤した悪性腫瘍に対して行われる．
☐ 顔貌，嚥下圧力，咀嚼機能などを構築するために行われる．
☐ 腓骨，肩甲骨，腸骨，肋骨などを用いた遊離組織移植が多い．
☐ 体力，予後や将来的に歯科インプラントを挿入する可能性があるかを考慮し再建材料を決定する．

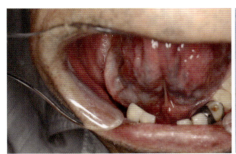
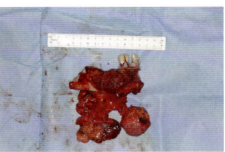

病変および切除された検体
硬性再建の必要がある．

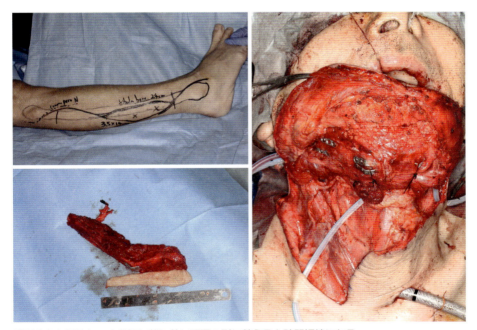

腓骨皮弁を採取し，皮弁切り離し前に下顎の形に整えると時間短縮になる．
現在は骨切りのためのガイドツールもあり，これを活用することもできる．

6 上顎切除後の再建術

☐ 上顎周辺に浸潤した悪性腫瘍に対して行われる．
☐ 口蓋面，鼻腔面，顔面皮膚面の3面を意識した再建が必要．
☐ 義顎をどうするかなど耳鼻科および口腔外科と相談の上再建材料や縫い付け場所を決める．
☐ 空間を充填したいため大きめの皮弁が望ましい．
☐ 中顔面形態保持のためには硬性再建の方がやや有効と思われる．

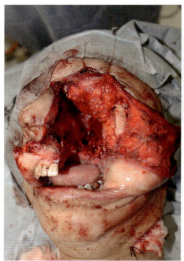
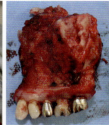
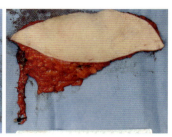

病変および切除された検体

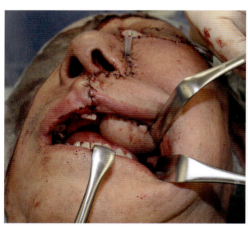
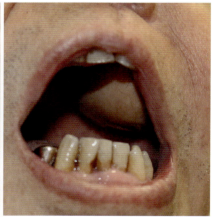

鼻腔面，口蓋面，顔面皮膚（一部）再建
また眼窩底にはチタンメッシュプレートを置き眼位低下を防止．
このプレートは露出防止のため皮弁に付着させた筋肉で被覆．

> **まとめ**
> - 悪性腫瘍手術に伴う手術である.
> - 食物の通過, 気道の確保, 嚥下時の圧力制御が最も大事となる.
> - 合併症の予防のため口腔ケアなども重要となってくる.
> - 皮弁挙上, 骨皮弁挙上, 植皮, 粘膜縫合, 皮膚縫合, 腸管吻合, 顕微鏡下血管吻合, 骨固定などの形成外科医が持ちうる全てのスキルを用いてベストを尽くさないと満足な結果は得られない.

【参考文献】
1) 梅澤裕己. 下咽頭, 食道悪性腫瘍切除後の再建手術と機能. 日医大医会誌. 2018; 14: 146-51.
2) 梅澤裕己. 14 頭頸部再建手術. 小川　令, 編. 形成外科診療・救急外来処置ビギナーズマニュアル. 東京: 全日本病院出版会: 2021. p.251-6.

〈梅澤裕己〉

4 胸部再建

考え方

□ 再建を必要とする胸部の組織欠損を生じる疾患は，胸骨骨髄炎，縦隔炎，膿胸，悪性腫瘍切除後，熱傷，ケロイドが主となる．
□ 小欠損または浅い創: ランダムパターン局所皮弁や植皮が良い適応となる．
□ 骨膜以深に達する欠損や感染創: 死腔の充填と感染制御を目的とした血流豊富な組織の移植が必要である．
□ 有茎または遊離皮弁で代表的なものには，大胸筋皮弁，広背筋皮弁，腹直筋皮弁，内胸動脈穿通枝皮弁，筋横隔動脈穿通枝皮弁などがある．

治療

1 胸骨骨髄炎・縦隔炎

□ 感染組織の除去を十分に行う．
□ 組織欠損部位により筋皮弁を選択する．

組織欠損部位	有茎筋皮弁
胸鎖関節部あたりの上胸部	大胸筋皮弁，広背筋皮弁
胸部下方	腹直筋皮弁
胸部全長にわたる	2つの筋皮弁を考慮

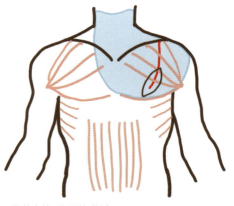

栄養血管: 胸肩峰動脈
適応: 小範囲の胸骨骨髄炎
　　　胸骨欠損が胸骨中央で比較的浅い場合

| 大胸筋皮弁 |

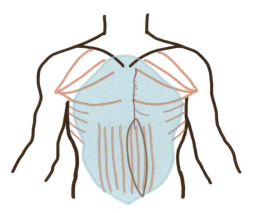

栄養血管: 上腹壁動脈
適応: 胸部尾側の胸骨・周囲組織の欠損

| 腹直筋皮弁 |

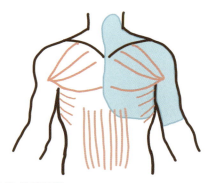

栄養血管: 胸背動脈
適応: 胸部上方から中間にかけての胸骨・周囲組織の欠損

| 広背筋皮弁 |

胸背動脈穿通枝皮弁として挙上することも可能.

筋皮弁の移動範囲

　上腹壁動脈を栄養血管とした有茎腹直筋皮弁は，前胸部頭側を被覆する際，皮弁先端の血流が不安定になることがある．特に血管状態の不安定な患者（動脈硬化や透析患者など）の場合にはsuperchargingを行い血流を確保する工夫をしている．

皮弁の移動範囲：

Case 1. 大胸筋皮弁

胸骨中央，胸鎖関節付近の組織欠損．

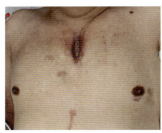 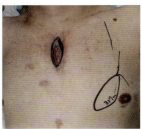 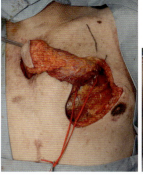 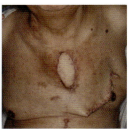

　　a．術前　　　　　　　　b．デザイン　　　　　　c．術中　　　　　　　d．術後 6 カ月

a．組織欠損部．
b．右乳頭内側の皮膚穿通枝を含めるよう 7 cm×3 cm の皮島をデザインする．
c．筋皮弁を挙上し組織欠損部の被覆が可能なことを確認する．
d．皮弁は生着し，骨髄炎の再発はない．

Case 2. 腹直筋皮弁

胸骨中央，胸骨尾側 3/4 ほどの組織欠損．

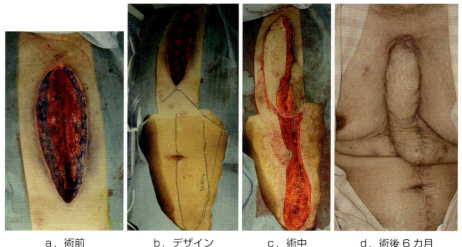

　　a．術前　　　　　　　　b．デザイン　　　　　　c．術中　　　　　　　d．術後 6 カ月

a．組織欠損部．
b．左腹直筋皮弁 20 cm×7 cm をデザインする．
c．筋皮弁を挙上し組織欠損部の被覆が可能なことを確認する．
d．皮弁は生着し，骨髄炎の再発はない．

2 膿胸

- 組織移植を用いた瘻孔閉鎖・胸腔充填は，創感染が十分に制御されてから行う．
- 選択できる有茎筋弁としては，同側の広背筋，僧帽筋，肋間筋，腹直筋などがある．
- 遊離筋皮弁は，有茎筋皮弁よりも効率的に死腔に配置することができる．大きな容量が得られる

広背筋や前外側大腿皮弁が多く用いられる．死腔が大きい場合は，複数の筋皮弁を用いる必要がある．
☐ 患側の広背筋が以前の手術で損傷されている場合，対側の広背筋皮弁を用いる．
☐ 死腔を充填するために，術後持続吸引ドレナージを行う．

Case 3. 前外側大腿皮弁（外側広筋付き）

血管茎：外側大腿回旋動静脈．
☐ 長い血管茎が得られる．
☐ 2チームで胸部操作と同時に挙上することが可能．
☐ ドナー部の術後機能障害が少ない．

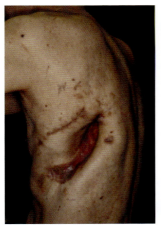 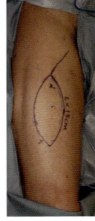 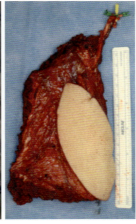

a．術前　　　　　　　　b．皮弁デザインと採取した筋体付き皮弁

a．左側胸部に膿胸に対する開窓術後の創と肺瘻を認めた．
b．前外側大腿皮弁（13 cm×6 cm）をデザインし，外側広筋を付加させ挙上した．

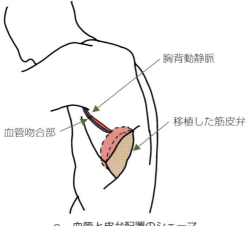 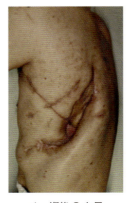

c．血管と皮弁配置のシェーマ　　　　d．術後6カ月

c．側胸部で胸背動静脈と皮弁血管を血管吻合した
(Taga M, et al. Plast Reconstr Surg Glob Open. 2024; 12: e6383[6])
d．皮弁は生着し肺瘻や潰瘍の再発はない

3 前胸部ケロイド

□ 広範囲のものに対しては穿通枝皮弁を用いることがある.

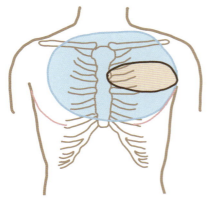 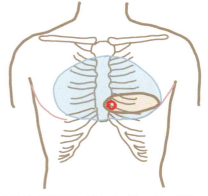

血管茎: 内胸動脈穿通枝（第2から第6肋間）
穿通枝の走行に沿って皮弁をデザインすることで比較的大きな皮弁が挙上可能.

内胸動脈穿通枝皮弁

血管茎: 筋横隔動脈穿通枝（第6肋間近傍）
両側から挙上すると正中の広範囲を被覆することができる.

筋横隔動脈穿通枝皮弁

皮弁の移動範囲:

Case 4. 筋横隔膜動脈穿通枝皮弁

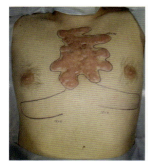 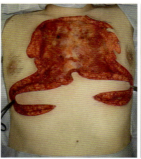 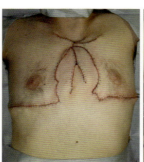 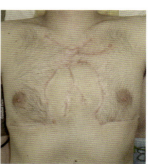

皮弁デザイン　　　皮弁の挙上　　　皮弁の移動　　　術後2年

> **まとめ**
>
> - 再建に用いる皮弁は，大きさや付加する筋体の容量，被覆可能な範囲を考慮して最適なものを選択する．
> - 胸部の穿通枝皮弁は薄くしなやかであるため，組織の充填よりは被覆を目的とする．
> - 骨膜以深の組織欠損には，血流豊富で十分な容量の筋皮弁を用いる．
> - 1つの皮弁での被覆または充填が難しい場合は，複数の皮弁を用いた再建を行う．

【参考文献】

1) Ariyan S. The pectoralis major myocutaneous flap. A versatile flap for reconstruction in the head and neck. Plast Reconstr Surg. 1979; 63: 73-81.
2) Kiyokawa K, Tai Y, Tanabe HY, et al. A method that preserves circulation during preparation of the pectoralis major myocutaneous flap in head and neck reconstruction. Plast Reconstr Surg. 1998; 102: 2336-45.
3) Boyd JB, Taylor GI, Corlett R. The vascular territories of the superior epigastric and the deep inferior epigastric systems. Plast Reconstr Surg. 1984; 73: 1-16.
4) 中尾淳一，小野真平，百束比古，他．MDCT を用いた筋横隔動脈穿通枝の解剖学的検討．臨床解剖研究会記録．2012: 18-9.
5) 小川　令，工藤俊哉，平瀬雄一，編．局所皮弁（第1巻）．東京: 克誠堂出版; 2017.
6) Taga M, Umezawa H, Hokazono Y, et al. Simultaneous combination therapy of free anterolateral thigh flap and negative-pressure wound therapy with Penrose drains for thoracic dead space. Plast Reconstr Surg Glob Open. 2024; 12: e6383.

〈多賀麻里絵　梅澤裕己〉

5　腹壁再建

- 腹壁は，表層は皮膚，皮下組織による軟部組織で構成され，深部は筋膜，筋肉，腹膜で構成される壁構造であり，頭側は剣状突起と肋骨弓，尾側と恥骨結節，鼠径靱帯，腸骨稜の前方，側方は中腋窩線で囲まれる六角形の形状となる[1]．
- これらは横隔膜や骨盤底筋群とともに腹腔内臓器を包み込む支持組織となっている．
- 腹壁の病的状態としては，支持組織が一様に弛緩した腹壁弛緩や一部がヘルニア嚢として破綻した腹壁瘢痕に大別され，多くは外科手術の術後変化として認められる．
- また悪性腫瘍による切除のため腹壁が大きく欠損した場合にも再建手術が必要となる．

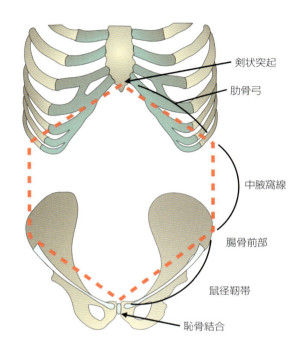

考え方

- 腹壁再建は筋膜を中心とした支持組織の再建とそれらを覆う皮膚，皮下組織の軟部組織の再建に大別される．

1 支持組織の再建と再建方法

- 腹壁瘢痕ヘルニアや悪性腫瘍の切除においては，ヘルニア嚢の切除や悪性腫瘍切除に伴う欠損が生じ再建が必要となる．
- 欠損の程度により，再建方法は選択肢が変わり，一般的には 3 cm 以下ほどの小欠損であれば単純縫縮を行い[2]，それ以上のものは自家組織である筋膜と人工物によるメッシュによる再建が行われる．
- 大腿筋膜を遊離移植し問題なかったとする報告もあるが，感染による再発を考慮し，本稿では血流のある自家組織での再建を示す．

【腹壁弛緩に対する治療】
- 外腹斜筋腱膜のタッキングを行い，支持組織の弛緩を解消している．

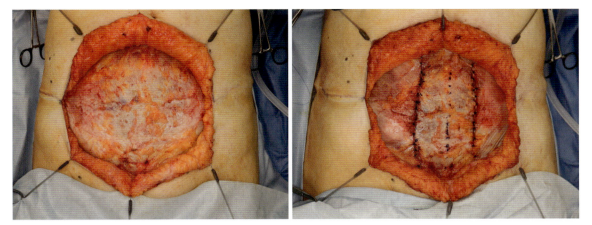

DIEP術後に腹壁弛緩を生じた症例

- □ 1層目は0ポリジオキサノン縫合糸（0PDS®），2層目は3-0ポリジオキサノン縫合糸（3-0PDS®）で水平マットレス縫合を行っている．
- □ 2層縫合することで補強を図っているが，皮膚，皮下組織が薄い場合，結紮部を皮膚から触知する場合もあり，その予防として2層で縫合している．

【Component Separation 法による再建】

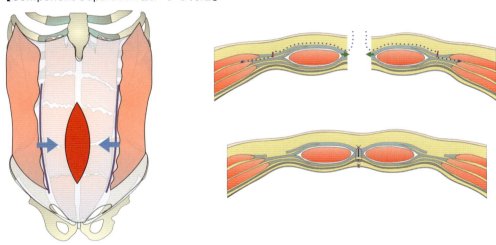

- □ 腹直筋外縁から1〜2cm外側の外腹斜筋腱膜に縦切開を加える．
- □ 頭側は肋骨付着部，尾側は鼠径靭帯付近まで延長する．

- 正中の腹壁欠損に対し用いられる術式である．
- 上腹部で横軸長8〜10 cm程度，中腹部では15 cm程度，下腹部で6 cm程度のヘルニア門に対して修復可能としている[3]．

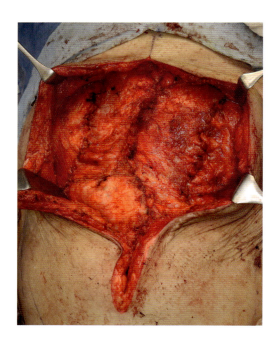

【腹直筋前鞘翻転法を用いた再建】
- 比較的小範囲の正中もしくは側方部の欠損に用いられる．

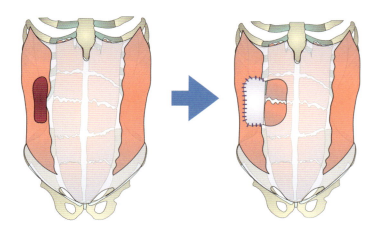

- 前鞘を採取する部位は弓状線より頭側とする．

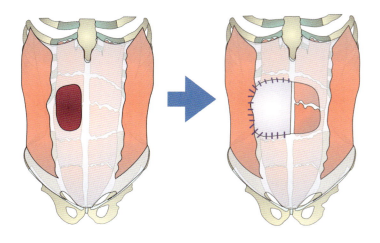

□ 白線部が欠損している場合は折り返し部を補強する．

【自家組織による再建】
□ 前外側大腿皮弁，大腿筋膜張筋皮弁，広背筋皮弁，腹直筋皮弁などの血流を有する組織再建の報告が多い．
□ 当科では大腿筋膜を付加しやすく，血管茎の長い前外側大腿皮弁（以下，ALT）の再建を頻用している．
□ 有茎の前外側大腿皮弁の場合，臍上 8 cm ほどまで到達可能である[4]が股関節の屈曲により血管茎が屈曲してしまうため術後管理が難しくなる．

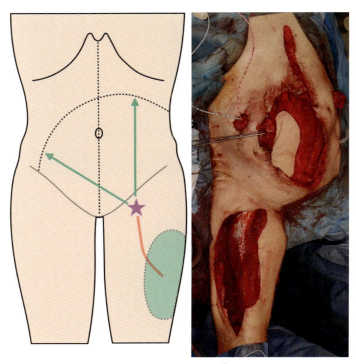

（宮本慎平．PEPARS．2020; 161: 62-8[4]より改変）

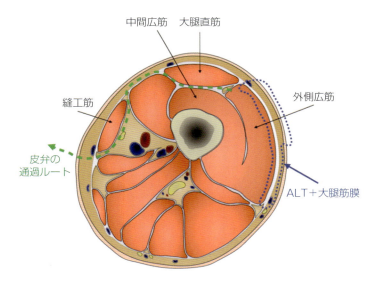

【血管吻合を利用した工夫】

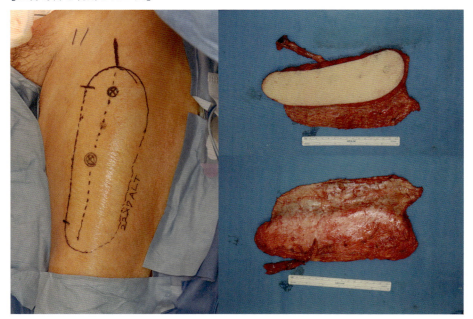

40　5 ● 腹壁再建

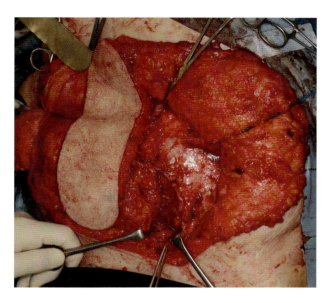

□ 当科では血管茎の余裕がない場合や，術後早急に ADL の改善を図りたい場合などに深下腹壁動静脈に血管吻合することでこれらの問題に対処している．

2 術後管理

□ 血管茎が鼠径靱帯を通過する有茎皮弁の場合は，血管茎の圧迫を避けるため股関節の屈曲制限を設けている．
□ 遊離皮弁として深下腹壁動静脈へ吻合する場合はこれらの制限は不要となる．
□ 皮膚に比べて筋膜の治癒は遅く，十分な抗張力を回復するまで，術後 70〜120 日を要するとされるため[5]，術後より腹帯を開始し約半年ほど継続するよう指導している．

【参考文献】
1) 佐久間 恒, 田中一郎, 矢澤真樹, 他. 形成外科の基本手技 腹壁再建. 手術. 2022; 76: 1845-53.
2) 丸山嘉一. 単純縫縮法による腹壁瘢痕ヘルニア修復術. 臨床外科. 2010; 65: 944-8.
3) 宇田宏一, 他. 腹壁瘢痕ヘルニアに対する Components Separation 法の検討. 日形会誌. 2002; 22: 755-61.
4) 宮本慎平. 腹壁再建合併症からのリカバリー（特集 再建手術の合併症からのリカバリー）. PEPARS. 2020; 161: 62-8.
5) Ellis H, Bucknall TE, Cox PJ. Abdominal incisions and their closure. Curr Probl Surg. 1985; 22: 1-51.

〈三羽英之　梅澤裕己〉

6 四肢軟部組織再建

考え方

- □ 再建計画は，患者の機能回復を最優先に考え，整容的結果も重視する．
- □ 使用可能な再建手技のなかから，患者にとって最もリスクが低く，効果的な方法を選択する．
- □ リハビリテーション計画を術早期から考慮し，早期の機能回復を目指す．

足底部の軟部組織再建

- □ 加重部の再建にはクッション性があり知覚を有する組織（皮弁）による再建を行う．

Case 1　左足底部皮膚悪性黒色腫

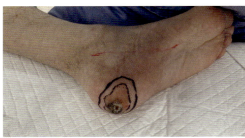

足底部悪性黒色腫

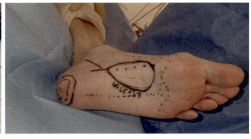

内側足底皮弁のデザイン

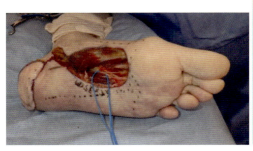

術中: 皮弁移動後

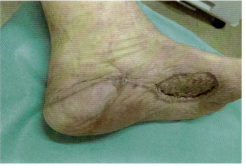

手術後 6 カ月

- 加重部には皮弁を用い，非加重部の創に対しては植皮を行う．

上肢断端の保護戦略

□ 外傷性の四肢断端の再建では，外傷性神経腫や幻肢痛リスク，不慮の出血などを予防するために，血管神経束を適切に処理しボリュームのある正常組織で覆う．

Case 2　右上腕切断（機械に巻き込まれて受傷）

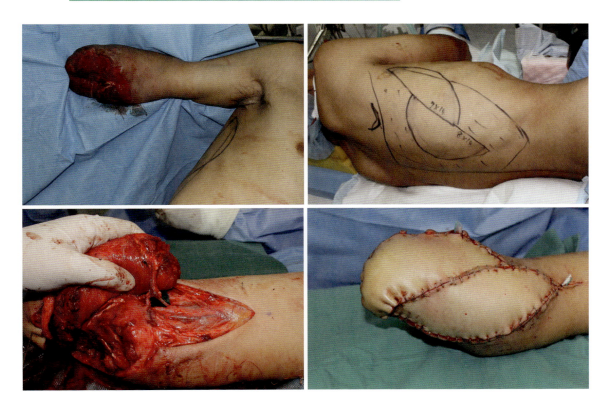

感染を併発する関節部の軟部組織再建

□ 関節や腐骨は感染に弱い．創傷治癒遅延からリハビリ困難による運動障害を残さないよう，早期に富血流の組織で再建する．

Case 3　右膝外傷後の感染性潰瘍

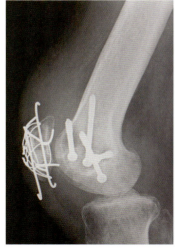

膝蓋骨，下腿複雑骨折術後

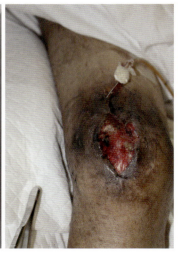

膝蓋関節感染で創が閉鎖しない

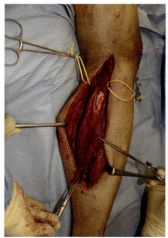

腓腹筋皮弁

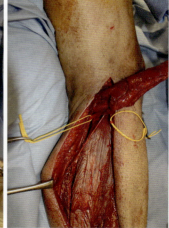

皮弁挙上

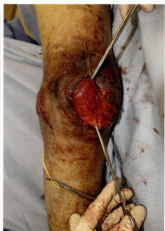

皮弁移動

6 ● 四肢軟部組織再建

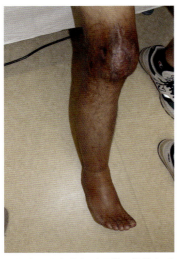

術後半年自立歩行が可能で拘縮なく
経過している．

- 感染に強い組織（筋肉）で再建することが肝要

四肢軟部悪性腫瘍の再建に対する考え方

□四肢発生の肉腫は神経血管束に近接することが多く，腫瘍の拡大切除は四肢切断を意味する．近年では救肢を前提とした治療が主であり，腫瘍切除術前後に補助放射線治療を併用する．

Case 4　左大腿部粘液線維肉腫

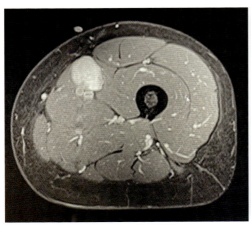

造影 MRI．大腿動静脈および神経と腫瘍が接する

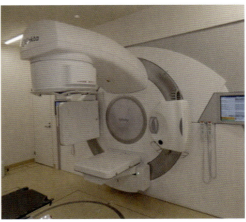

補助放射線療法で用いるリニアック

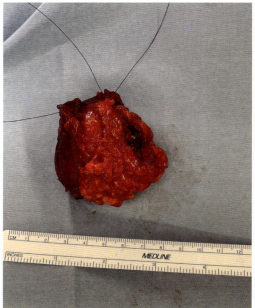
術中: 腫瘍と周囲筋肉を切除

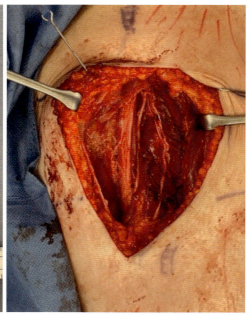
術中: 神経や血管を温存可能

- 放射線感受性の問題，照射による合併症リスクなどを考慮して切除範囲を決定する．大切断を免れない症例もある．

熱傷後の上腕再建―血管損傷を伴う場合

□四肢の主要動脈が途絶する場合は血行再建を要する．不慮の事故や感染を予防するために，血管神経束は露出させずに正常組織で覆う．

Case 5　右上腕3度熱傷

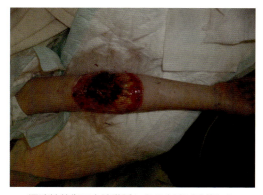
深達性熱傷で上腕動脈からの血流が途絶した

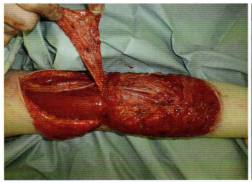
上腕筋弁を挙上，翻転

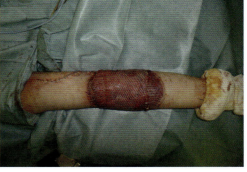
術直後（植皮後）

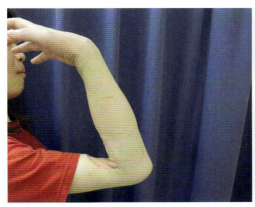
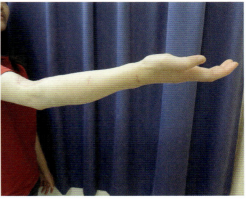
術後6カ月．軽度の屈伸障害を認める．

- 熱傷のような皮膚表在からの外傷でも深部血管や神経が侵されていることがあるので注意を要する．

硬性再建を要する軟部組織再建

□ 機能的な回復と整容的観点から，支持組織安定のための組織移植や血行再建など総合的なアプローチが必要となることがある．血行が途絶する場合は血行再建を要する．硬性組織の連続が絶たれている場合は接合や移植を要する．

Case 6　左手切断指

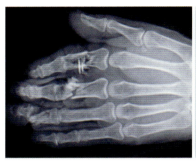
示・中・環指の複雑骨折

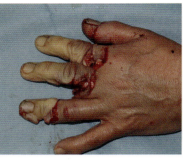
同指血流は途絶している．

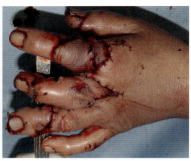
血行再建で血流回復が確認される．

Case 7　右第2趾短趾症

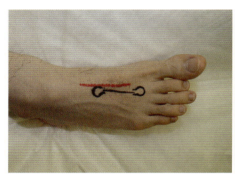
術前: 第2中足骨の短縮とデザイン

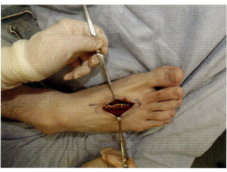
術中: 骨移植後に趾長が改善した

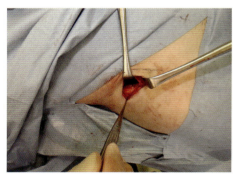
術中: 右腸骨から採取

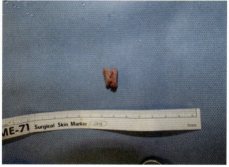
術中: 採取した皮質骨を整形

- 足部への骨移植は運動再開までに要するリハビリが長い．患者が真に必要とする手術であるか，熟考しよく相談した上で決定する

まとめ

● 四肢再建では患者の状況に合わせて手術選択する．例えば加重部の再建にはクッション性と知覚を有する組織を選択する．感染リスクがある組織は適切に切除し富血流な組織再建を考慮する．

● 予防策と管理: 感染予防と機能回復を重視し，不要に長期安静を避ける．

〈桑原大彰〉

7 乳房再建

考え方

□ 乳房再建手術は乳癌術後の胸部組織欠損に対しボリュームを充填する手術であり，人工物と自家組織による方法がある．また近年は，自費治療になるが脂肪注入による乳房再建も行われている．

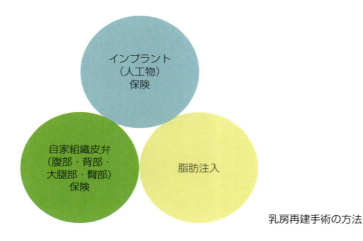

乳房再建手術の方法

□ 乳房切除術と同時に再建手術を行うことを一次再建，乳房切除術の後に時間をおいて再建手術を行うことを二次再建という．

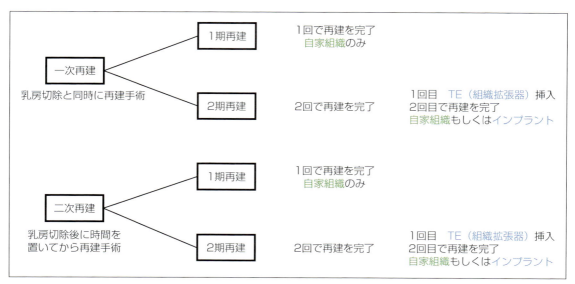

乳房再建手術のタイミングによる分類

治療：術前診察

- □ 乳房再建の具体的内容について説明する．その際，実際の再建前後の写真を供覧することでイメージが掴みやすくなる．
- □ 次に，患者の背景などを確認する．乳房再建に求められるものはボディイメージを保つこと以外にも，温泉やダンスを楽しむためなど様々である．
- □ 乳癌の診断から手術までの限られた時間のなかで患者の気持ちの整理が追い付いていないこともあるため，患者とのコミュニケーション，乳腺外科医や認定看護師との連携も大切である．

治療：組織拡張器の挿入

- □ 一次2期再建，二次2期再建ではエキスパンダー（tissue expander: TE）の挿入を行う．
- □ TEのサイズは術前診察で患者の乳房の大きさや形態を診察して決定する．
- □ 大胸筋下・前鋸筋筋膜下にポケットを作成しTEを挿入し，スーチャータブの固定を行う．ポケットを縫い合わせて，閉創をする．
- □ 手術後は外来にてTEの拡張を行う．理想的な大きさまで拡張したら，その後は再建手術まで経過観察を行う．
- □ 再建手術は半年後以降とし，患者と乳腺外科との協議の上決定する．

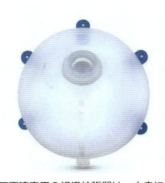

乳房再建専用の組織拡張器は，中央に注入ポートがありここから生理食塩水を注入することができる．6カ所のスーチャータブがあり，組織との固定が可能である．TEは金属部分を含むためMRIの撮影は禁忌である．

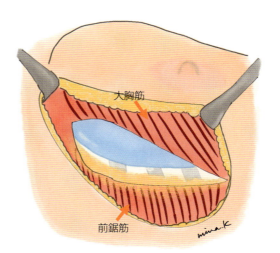

大胸筋，前鋸筋筋膜ポケットを作成し，TEを挿入する．

治療：インプラントによる乳房再建

- □ シリコン乳房インプラント（silicone breast implant: SBI）の挿入は，前回の手術創を切開し続いて大胸筋を切開する．TE を摘出してインプラントを挿入する．必要あればポケットの大きさを拡大・縮小するなどして調節する．ビーチチェア体位で乳房の形態を確認して，ポケットを縫い合わせてから閉創を行う．
- □ SBI による再建の利点
    - 手術時間が短い（1～2 時間）．
    - 手技が比較的簡便である．
    - 他に傷が付かない．
    - 入院期間は自家組織再建と比べて短い（2～7 日）．
- □ SBI による再建の欠点
    - 健側乳房の下垂がある症例，放射線治療後の症例，大胸筋や皮下の脂肪組織の残存がない症例には不向きである．
    - 被膜拘縮，ブレストインプラント関連未分化大細胞型リンパ腫（BIA-ALCL）といった人工物特有の合併症がある．
    - インプラントが入っている間は永続的に半年～1 年に一度診察を行い，長期的な合併症が起きていないか診察が必要である．

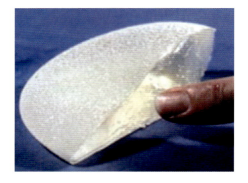

2019年7月，BIA-ALCL のリスクから患者を保護するため，テクスチャードタイプの SBI（左）が使用禁止となった．その後代替品として，マイクロテクスチャードタイプ（下左），スムースタイプ（下右）が保険医療で使用可能となった．

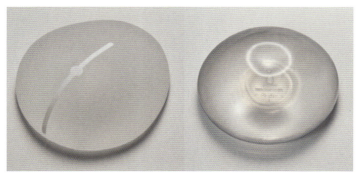

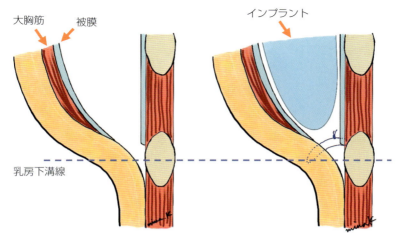

TEを抜去し，SBIを挿入する．
乳房下溝位置の浅筋膜と胸壁を吸収糸を用いて縫合固定し，乳房下溝線（inframammary line: IMF）を作成する．この手技は自家組織再建においても用いられる．

治療: 自家組織による乳房再建

- □ 自家組織による乳房再建は，当院では以下の4通りの術式を行っている．
    - 深下腹壁動脈穿通枝皮弁（DIEP flap）
    - 広背筋皮弁（LD flap）
    - 大腿深動脈穿通枝皮弁（PAP flap）
    - 上臀動脈穿通枝皮弁（SGAP flap）・下臀動脈穿通枝皮弁（IGAP flap）
- □ 自家組織再建の利点
    - あたたかく柔らかい自然な乳房を再建できる．
    - 皮弁が生着し創部が落ち着けば，基本的には定期的な通院は必要ない．
    - ワイヤー入りの下着も着用できる．
    - 体重変化で左右の乳房の形態変化が似ている．
- □ 自家組織再建の欠点
    - 手術時間が長い（6〜10時間）．
    - 手技が比較的煩雑であり技術を要する．
    - 皮弁採取部に傷ができる．
    - 入院期間は人工物と比べて長い（7〜14日間）．

〈Deep Inferior Epigastric Perforator Flap; DIEP flap〉

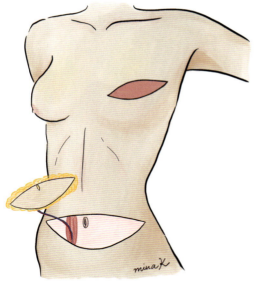

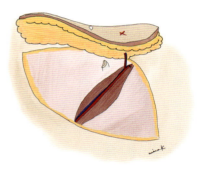

深下腹壁動静脈を筋膜下に同定し，腹直筋内を外腸骨動静脈への分岐部に向かって，血管吻合に必要な長さが得られる部位まで追い，血管柄を切離する．

全世界で自家組織再建の第1選択とされている．適応となる患者は，中肉中背であり，出産歴のある中年以降の女性であることが多い．皮島の大きさは，患者の身長や乳房サイズを考慮し決定する．

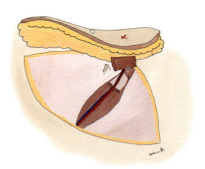

遊離横型腹直筋皮弁（free TRAM flap）穿通枝が細く，血流が安定しないような症例の場合は，腹直筋筋体を最小限に付着させ皮弁挙上することもある．

〈Latissimus Dorsi Flap; LD flap〉

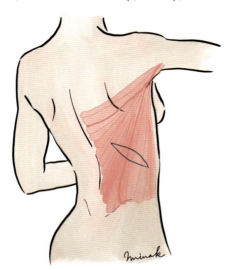

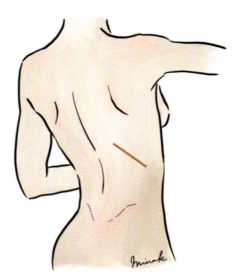

広背筋を用いた有茎皮弁である．
大きな乳房の再建で組織量が足りない場合には脂肪注入を組み合わせることもある．
広背筋採取による筋の機能的な脱落症状は少なく，下着に隠れる部位なので採取創が目立たない．

⟨Profunda Femoris Artery Perforator Flap; PAP flap⟩

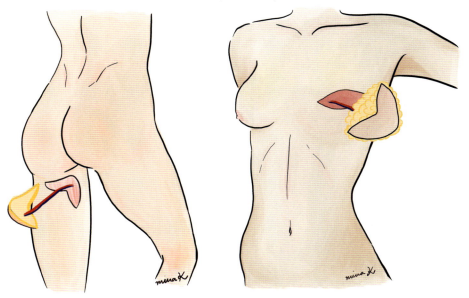

大腿近位部の内側面から後面の厚みのある皮下脂肪を利用する．挙児希望のある乳房の小さな患者，痩せ型でBMIの低い患者に適応がある．

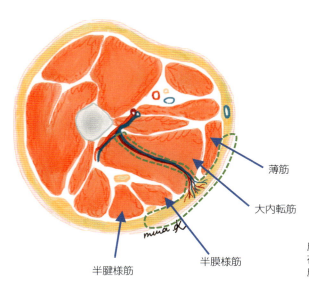

皮弁挙上には，大内転筋・半膜様筋領域の皮下に存在する穿通枝を用いる．図の緑点線の範囲の皮下脂肪を含める．

〈Superior & Inferior Gluteal Artery Perforator Flap; SGAP flap/IGAP flap〉

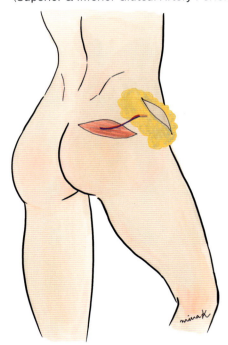

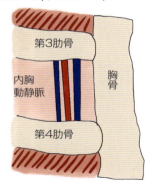

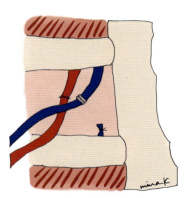

血管吻合はレシピエントとして内胸動静脈を用いることが多い．肋間が狭い場合には，第3もしくは第4肋軟骨を除去する．

GAP flap の適応となるのは，下腹部や大腿部からの遊離皮弁による再建が適応しにくい症例である．
臀部からの皮弁挙上と皮弁移植時には計2回の対位交換を要し，血管解剖の煩雑さから適切な穿通枝の選択が困難であるため，日本でも世界中に見ても使用頻度は少ない．

治療: 脂肪注入による乳房再建

- □ 細いカニューレで脂肪を細かく採取し，脂肪細胞を注入する方法である．採取部位は腹部・腰部・大腿内側・大腿後面からが多い．自費診療である．傷跡が 5 mm ほどと小さく侵襲が少ないが，移植が数回必要であり，生着率は方法にもよるが 30〜50％程度である．
- □ 脂肪注入の利点
  - 日帰り，局所麻酔での施術が可能．
  - ドナー部の傷は小さく 5 mm ほどである．
- □ 脂肪注入の欠点
  - 再建できるボリュームが少ない．
  - 複数回行うことが多い．
  - 保険適用ではないため，患者の金銭的負担が大きい．

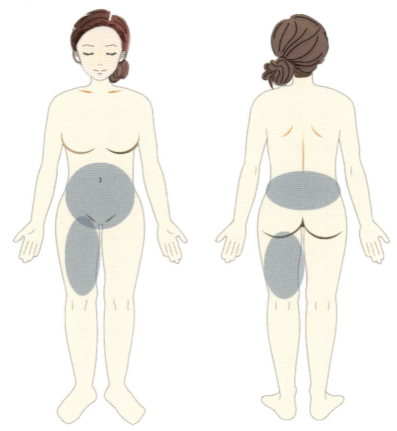

脂肪採取部位

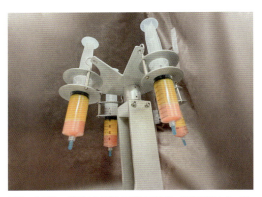
70〜100g程度の遠心処理を行う．処理後はオイル層，脂肪組織層，廃液層に分かれる．

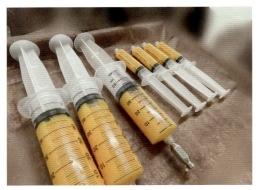
脂肪細胞の劣化や汚染を防ぐため，遠心処理後は冷水に浸した容器などで冷却して保存する．

まとめ

- 乳房再建は整容面，精神面ともに Quality of Life を向上させる手術である．乳房再建に対する患者の期待が高いほど，何か問題が生じた時のショックも大きい．合併症などのマイナス面も理解を得た上で診療を進め，ときには心理的サポートもすることが大切である．
- 保険適用の人工物製品の変化や BIA-ALCL など，新しい情報を常にアップデートしていく必要がある．
- 乳房再建は新しい技術の開発が進んでいる分野であり，術者は常に最新の技術や知識をアップデートし磨き続けることが大切である．

〈青木宏信　亀谷美菜　井上真梨子〉

8　耳下腺腫瘍手術

考え方

<良性腫瘍>
□ 術前に組織診断，画像診断を行い組織型を確認する．
□ 顔面神経を確実に温存することが重要である．
□ 神経刺激装置を活用し安全に手術を行う．
□ ポインター軟骨や乳様突起など，顔面神経を同定する上で重要な解剖を理解しておく．

耳下腺腫瘍の良性・悪性鑑別診断

	エコー	RIシンチ	CT・MRI
良性腫瘍	形態: 整 境界: 明瞭 内部エコー: 均一 後方エコー: 増強	Tc: 欠損 Ga: 非集積 Warthin腫瘍ではTc集積	境界: 鮮明 内容: 均一 多形腺腫のMRI: T2強信号
悪性腫瘍	形態: 不整 境界: 不鮮明 内部エコー: 不均一 後方エコー: 減弱	Tc: 欠損 Ga: 集積	境界: 不明瞭 内容: 不均一

(喜多村 健, 他. NEW耳鼻咽喉科・頭頸部外科学. 東京: 南江堂; 2001. p.191 より引用)

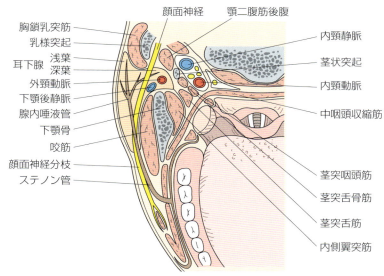

耳下腺と周囲の関係
(戸川 清. 耳下腺腫瘍. 耳鼻咽喉科・頭頸部外科MOOK, No. 13, 東京: 金原出版; 1989. p.198-211 より改変)

□ 下顎後静脈より浅い耳下腺組織→浅葉，深い組織→深葉である．
□ 画像診断では，下顎後静脈外側縁と咬筋外側縁を結んだ線を浅葉と深葉の境界とすると診断率が上がる[1]．
□ 顔面神経は下顎後静脈より浅い層を走行している．

1 耳下腺と顔面神経

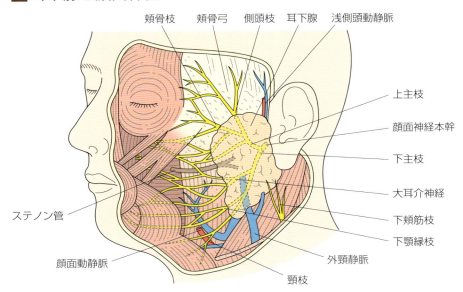

（戸川 清．耳下腺腫瘍．耳鼻咽喉科・頭頸部外科 MOOK，No. 13．東京: 金原出版; 1989. p.198-211 より改変）

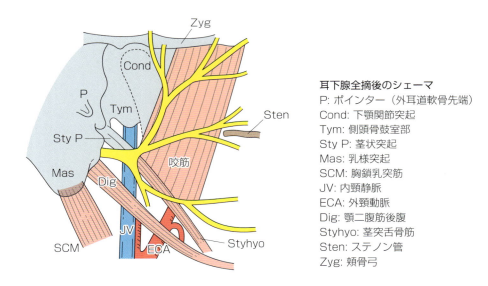

耳下腺全摘後のシェーマ
P: ポインター（外耳道軟骨先端）
Cond: 下顎関節突起
Tym: 側頭骨鼓室部
Sty P: 茎状突起
Mas: 乳様突起
SCM: 胸鎖乳突筋
JV: 内頸静脈
ECA: 外頸動脈
Dig: 顎二腹筋後腹
Styhyo: 茎突舌骨筋
Sten: ステノン管
Zyg: 頬骨弓

□ 耳下腺を全摘したと想定したときの解剖．周囲組織の解剖を十分理解しておくことは重要である．

2 皮膚切開のデザイン

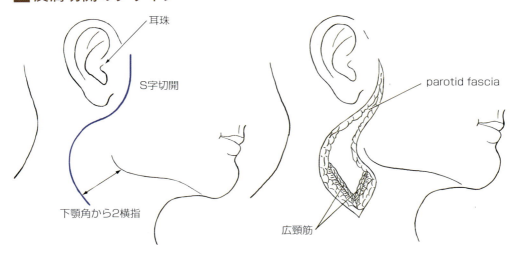

- □ S字切開のデザイン．上端は耳珠の5 mm上方，下方は下顎角下方である．S字のラインが深すぎると皮膚が壊死する可能性があるため注意する．
- □ 下方から皮膚切開を置き，広頸筋を確認する．
- □ 広頸筋直下の層まで切開するが，耳下腺には筋層がないため，parotid fasciaに切り込まないよう注意する．

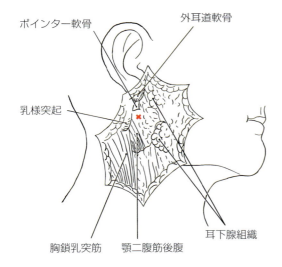

- □ 顎二腹筋後腹の層で剥離を進める．
- □ 耳下腺組織を前方に剥離し乳様突起を確認する．外耳道軟骨の深部にポインター軟骨を確認する．
- □ ポインター軟骨の5 mm下方を剥離して顔面神経の本幹を確認する．

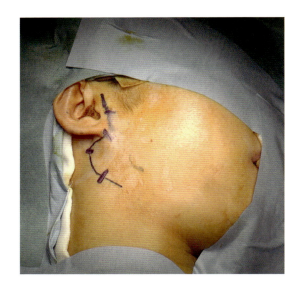

□ S字切開のデザイン．上端は耳珠の 5 mm 上方，下方は下顎角下方である．
□ 下方から皮膚切開を置き，広頸筋を確認する．

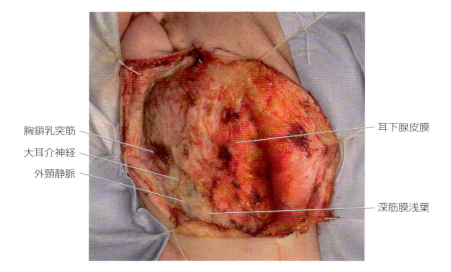

胸鎖乳突筋
大耳介神経
外頸静脈
耳下腺皮膜
深筋膜浅葉

□ 深筋膜浅葉を広頸筋下の層から剝離していく．外頸静脈，大耳介神経を損傷しないよう注意する．
□ 大耳介神経は前枝は結紮するが，後枝は温存することが望ましい．
□ 耳下腺前方では浅い層に顔面神経の枝が走行しているため注意する．

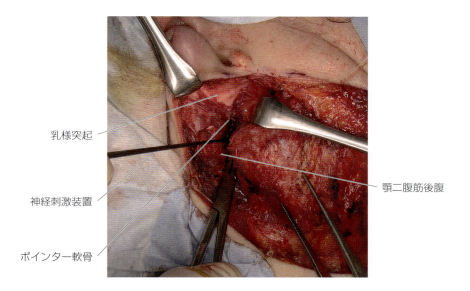

- 顎二腹筋後腹を同定し，その層で剥離を進める．顔面神経刺激装置を用いて行う．
- ポインター軟骨を同定したらそれより深部では電気メスは用いないようにする．
- ポインター軟骨の先端から約5 mm下方，5 mm深部に茎乳突孔動脈があり，動脈を結紮すると顔面神経本幹が確認できる．

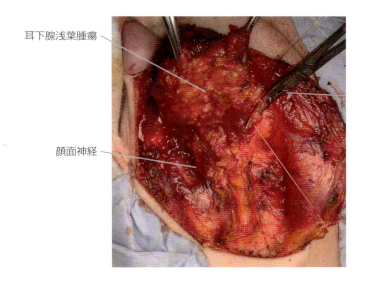

- 顔面神経本幹を同定したら末梢に向かって神経を追いながら丁寧に腫瘍を剥離していく．
- 耳下腺を引き上げながら適宜結紮をして剥離することで術後の唾液漏を防ぐことができる．

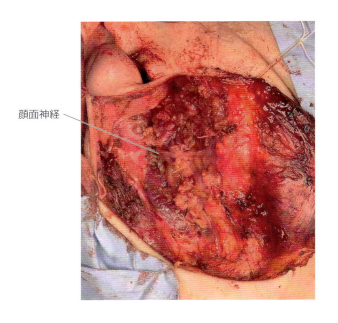

- 腫瘍摘出後の術野．顔面神経は温存されている．
- 閉創時は耳下腺浅部の残存部か，胸鎖乳突筋で顔面神経と皮膚の間を隔てることによって Frey 症候群の発生を予防する．

3 神経再建

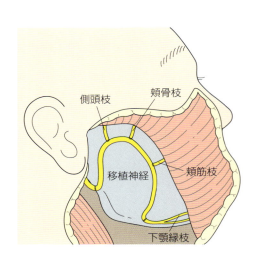
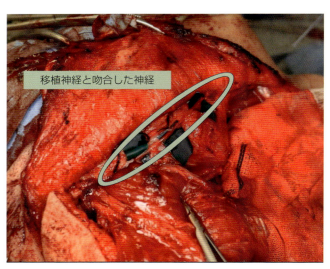

外側広筋運動枝を用いて，動的再建術を施行した．

- 顔面神経が耳下腺悪性腫瘍摘出術などで切除された場合，神経再建を要する．
- 大耳介神経，腓腹神経，外側大腿皮神経，外側広筋運動枝などが用いられる．

> **まとめ**
>
> - 術前に組織検査, 画像検査を行い診断を確定しておく.
> - 顎二腹筋後腹の層で剝離を行い, ポインター軟骨を同定する.
> - Frey症候群や顔面神経麻痺などの合併症が生じる可能性を考慮して予防する.
> - 神経再建が必要になる可能性を考慮し, 温存できる神経は温存しておく.

【参考文献】
1) Kim JY, Yang HC, Lee S, et al. Effectiveness of anatomic criteria for predicting parotid tumour location. Clin Otolaryngol. 2016; 41: 154-9.

〈近藤 暁　梅澤裕己〉

9 頭蓋先天異常治療

1 頭蓋縫合早期癒合症

- □頭蓋が正常に拡大できず,早期癒合する縫合により特徴的な頭蓋や顔面の変形を呈する.
- □頭蓋内圧が亢進し,発達異常や視神経の萎縮による視力低下,睡眠時無呼吸などを呈することがある.
- □頭蓋縫合早期癒合のみの非症候群性のものと,顔面や手足の先天異常を有する症候群性のものに分かれる.

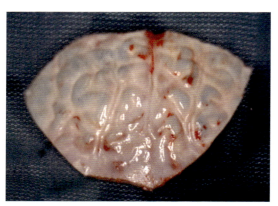

指圧痕: 頭蓋内圧上昇による頭蓋骨内板の凹凸・菲薄化

2 頭蓋変形の例

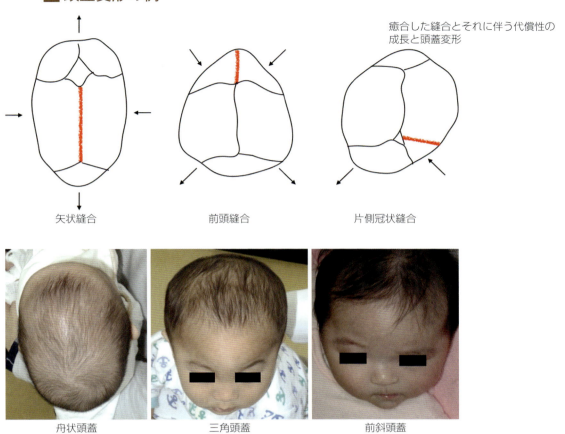

癒合した縫合とそれに伴う代償性の成長と頭蓋変形

矢状縫合　　　前頭縫合　　　片側冠状縫合

舟状頭蓋　　　三角頭蓋　　　前斜頭蓋

（彦坂　信先生ご提供）

3 頭蓋縫合早期癒合症の治療

□ 放置すると頭蓋内圧の上昇や顔面の変形をきたすことがあるため，可能であれば1歳未満の頭蓋拡大手術が望ましい．

□ どの術式を選択するかについては施設ごとに若干の相違があり，現状では未だ統一した見解はない．

□ 3カ月齢未満であれば内視鏡補助下縫合切除術＋形状誘導ヘルメットによる低侵襲治療が可能な場合がある．

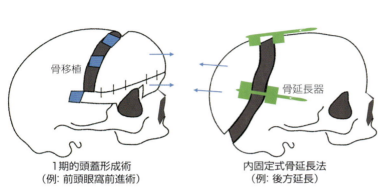
1期的頭蓋形成術
(例：前頭眼窩前進術)

内固定式骨延長法
(例：後方延長)

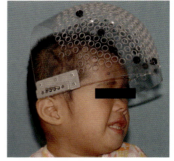
外固定式骨延長法
(MCDO法: Multidirectional Cranial Distraction Osteogenesis)

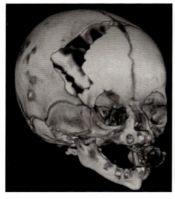
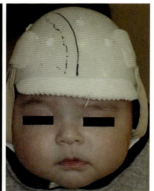
縫合切除術＋形状誘導ヘルメット

(彦坂 信, 他. 形成外科. 2016; 59: 68-75 より引用)

4 頭蓋形成＋内固定式骨延長法

□ 前後は樽板状骨切りおよび放射状骨切りを行い，左右方向に内固定式骨延長器を装着した．
□ 頭蓋骨延長は通常1mm/日前後で行う．

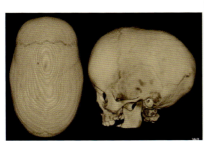

矢状縫合の早期癒合

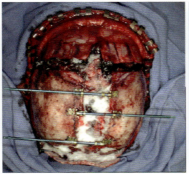 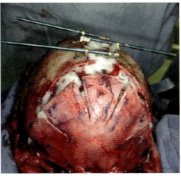

前後の頭蓋形成＋側方の頭蓋骨延長

（Morota N, et al. Childs Nerv Syst. 2012; 28: 1353-8 より引用）

5 頭蓋形成＋内固定式骨延長法

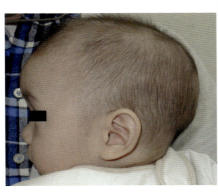 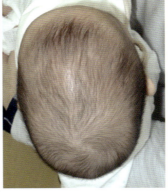

術前，長頭を認める

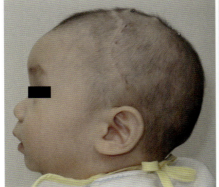 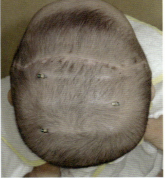

術後，長頭は改善している

6 MCDO 法

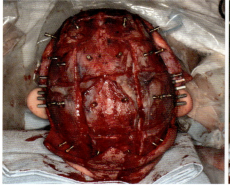
タイル状骨切りとアンカースクリューの固定

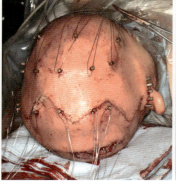
スクリューとワイヤーの穿通

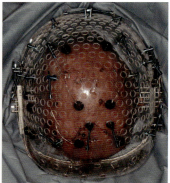
ヘルメット型延長器の装着

（加持秀明，他．形成外科．2018; 61（増刊号）: S164-70 より）

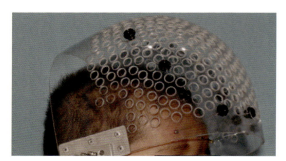
骨片の牽引

7 MCDO法

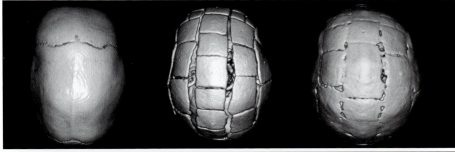

矢状縫合早期癒合症の例
長頭の改善を認める．

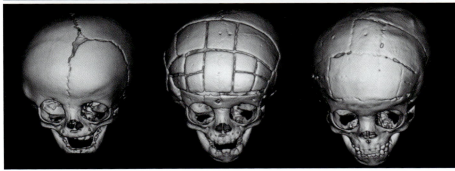

右側冠状縫合早期癒合症の例
頭蓋および眼窩形態の改善を認める

(Sugawara Y, et al. Plast Reconstr Surg. 2010; 126: 1691-8 より引用)

- □ 様々な方向に骨延長でき，形態の変化を見ながら拡大部位の微調整ができる．
- □ 眼窩に変形が及ぶ三角頭蓋や前斜頭蓋などは，supraorbital bar の骨切りが必要である

8 変形性斜頭・短頭症

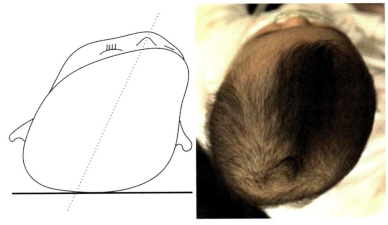

右後斜頭を認める

- □ 外圧で生じる頭蓋変形であり，産道での圧迫や"向き癖"による自重を原因とし，頭蓋縫合早期癒合を伴わない．
- □ 向き癖の改善策（repositioning）や覚醒時に腹臥位で過ごすなどの理学療法が有効とされる．
- □ 4〜5カ月齢の中等症〜重症例であれば頭蓋形状誘導ヘルメット治療が適応となる（保険適応外）．

9 変形性斜頭・短頭症

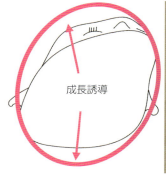

頭蓋形状矯正ヘルメットの仕組み

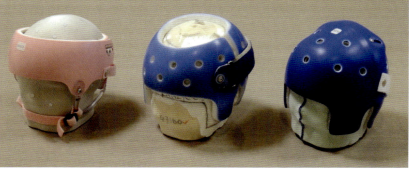

さまざまな頭蓋形態誘導ヘルメット

- 治療の目的は形態の改善であり，発達や頭痛，咬合などの改善・予防についての科学的根拠はない．

〈桑原広輔　加持秀明〉

10 顔面骨骨折再建

概要

- 顔面骨骨折は鼻骨，頬骨，眼窩，上顎骨，下顎骨，前頭骨に起こりうる．
- 受傷機転を詳しく聴取し，他の合併損傷（頭蓋内や眼球など）に注意する必要がある．
- CT による画像診断が有用である．
- 頭蓋顎顔面は感覚器に富むため，整容面だけでなく機能的な再建も重要であり，可能な限り本来の構造に戻すように手術を行う．
- 適切な手術時期を逃さずに，受傷以前の構造と機能の再現を手術目的とするが，陳旧性例を扱うこともある．
- 家屋の柱に相当する梁構造である buttress というフレームの再建が重要である．

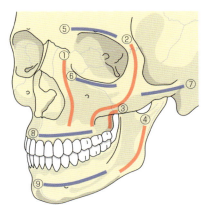

① Nasofrontal buttress
② Zygomatic buttress
③ Pterygomaxillary buttress
④ Mandible buttress
⑤ Frontal bar
⑥ Orbital bar
⑦ Zygomatic arch
⑧ Maxillary bar
⑨ Mandible bar

1 鼻骨骨折

- 超音波で手袋カプラー法を使用すると簡便かつ綺麗に描出できる．
- 腫脹が生じる前の受傷直後に整復することが好ましい．
- 受傷 3 日以内の新鮮例で，成人/ある程度以上の年齢であれば局所麻酔下での整復を試みる．
- 鼻腔粘膜に十分に局所麻酔を打つことにより整復時の痛みをなくすことができる．
- 小児/陳旧性骨折/粉砕骨折例などでは全身麻酔での整復を選択する．
- 陳旧性骨折では新鮮例と異なり，皮下組織の腫脹を認めない．

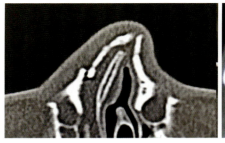
斜鼻型

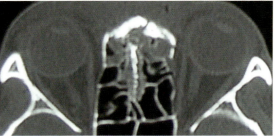
鞍鼻型

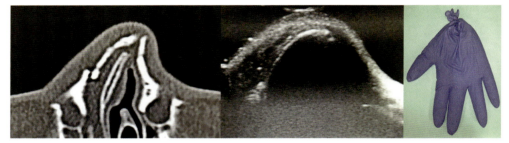
鼻骨骨折の整復前 CT（左）と整復後の超音波画像（中央），手袋カプラー（右）

2 頬骨骨折

□ 頬骨骨折は tripod 骨折ともいわれ，一般的に頬骨前頭縫合，頬骨弓，頬骨上顎骨縫合部の 3 カ所に骨折線がみられる．
□ 頬骨へのアプローチとしては眉毛外側切開，睫毛下・経結膜切開，口腔前庭切開がある．
□ tripod 型骨折の整復では，前頭頬骨縫合部を仮固定した後に，眼窩下縁，頬骨下稜が元の位置に整復されているかを確認しながら固定する．
□ 頬骨弓単独骨折は開口障害があれば，Gillies のアプローチにより頬骨弓を挙上整復する．
□ U 字鉤による授動整復時は左手で骨折部を抑え，転位した骨が整復されるのを手で感じる．

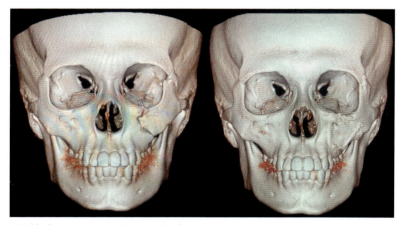
吸収性プレートを用いた左頬骨骨折（tripod 型）の術前（左）と術後（右）の 3D CT

3 下顎骨骨折

- □ 正しい咬合の再獲得が治療目的であり，アーチバーや IMF スクリューを用いた顎間固定を併用する．
- □ 関節突起単独骨折で関節内/高位/転位が少ない骨折は保存的加療も選択肢である．
- □ 関節突起以外の頤部，体部，角部は口腔内から整復固定可能である．
- □ 咬合不全などの原因になるため，介在組織（骨折部に挟まった組織）を入念に除去して固定する．

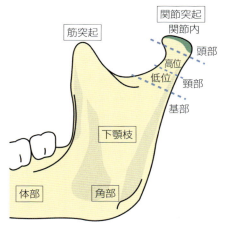

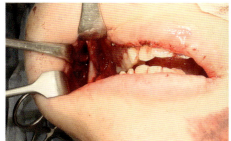
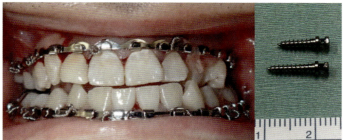

アーチバー装着時（中央），IMF スクリュー（右）

- □ 関節突起の展開方法としては，high perimandibular approach, submandibular approach, retromandibular approach, rhytidectomy approach, preauricular approach などがある．
- □ 関節突起基部〜頸部骨折は high perimandibular approach が関節突起への直達距離が短いため術野展開が容易で，顔面神経損傷のリスクが少なく有用である．

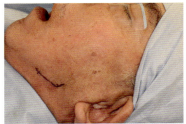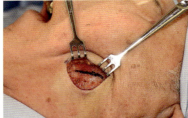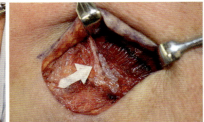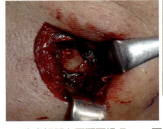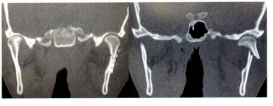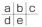

a 皮膚切開を下顎下縁5mm下方におく
b 広頸筋上を上方に約2cm剥離し広頸筋を切開
c 咬筋上の頬筋枝（矢印），咬筋の切開線
d 咬筋を切離し，チタンプレート2枚で固定
e CT画像

4 眼窩底骨折

□ 眼窩底骨折は打ち抜き型骨折と線状骨折に分けられる．
□ 小児や若年者でみられる線状骨折で外眼筋が絞扼している場合は強い眼痛と眼迷走神経反射により強い嘔気，めまい，腹痛，徐脈を起こすことがある．
□ CTで眼窩底の骨欠損や眼窩内容の上顎洞内への脱出，内側壁，外側壁の転位，下直筋の状態を確認し，下直筋像が確認できない場合（missing rectus sign）は絞扼を示唆している．
□ 線状骨折で下直筋や内直筋絞扼が疑われる場合は緊急手術の適応となる．

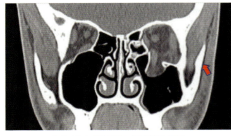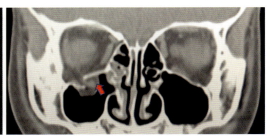

打ち抜き型骨折（冠状断CT）　　　線状骨折（冠状断CT）下直筋の描出が不鮮明
（missing rectus sign）

□ 経結膜切開では体表に傷ができないために皮膚瘢痕を作りたくない際などに選択する．
□ 経結膜切開と睫毛下切開で展開できる範囲に大きな差はない．
□ 眼球心臓反射が生じるため，眼球を圧迫しないように常に心拍数を聞きながら操作する．
□ 術中に心拍数の低下を認めた場合はいったん手を離し，心拍数が上昇してから操作に戻る．
□ 術前後にtraction test（鑷子で下直筋を把持して動かす）を行い眼球運動の確認をする．

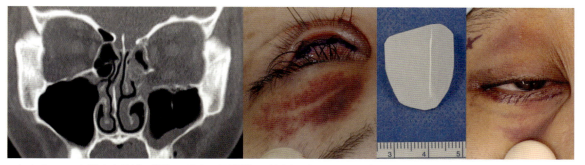

a|b|c|d　左眼窩底骨折の術前CT(a)，経結膜切開線(b)，留置した吸収性シート(c)，経睫毛下切開線(d)

5 上顎骨骨折

□ LefortⅡ型・Ⅲ型では顔面の高度腫脹，髄液鼻漏，嗅覚障害がみられることがある．
□ 変形の整復と正しい咬合の再獲得が治療目的であり，アーチバーやIMFスクリューを用いた顎間固定を併用する．
□ 整復固定の際の基準点を前頭骨，蝶頬骨縫合，側頭骨，下顎骨にもとめbuttressを固定する．
□ 顔面横径の開大，中顔面の扁平化に注意し再建する．

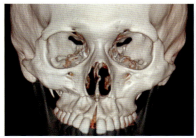

LefortⅠ型

LefortⅠ＋Ⅱ型

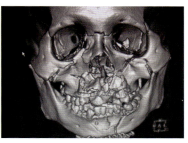

LeFortⅠ＋Ⅱ＋Ⅲ型骨折

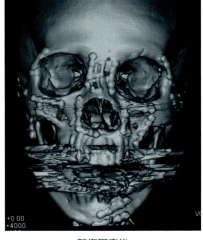

整復固定後

〈江浦重義〉

11 外傷手術

> ## 考え方
>
> □ 初期評価として緊急度の高い呼吸・循環・意識状態に関わる生理学的徴候（バイタルサイン）の精査を最優先とする．必要があればその安定化を行う．例えば，頭部や顔面外傷の場合には（骨折や出血，挫創に伴う腫脹などにより）上気道の閉塞を起こすことがある．
> □ バイタルサインの安定を確認してから，創部の状態など解剖学的損傷の評価を全身くまなく系統立てて行う．派手な開放創や著しい変形などに気を取られないようにする．
> □ 顔面や手など整容的あるいは機能的に配慮が必要な部位の外傷の場合は専門医への紹介，後方病院への紹介も考慮する．

46歳男性．右足デグロービング損傷，リスフラン関節骨折

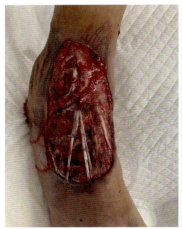 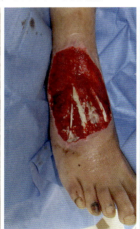 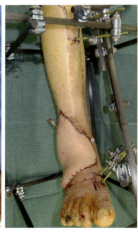 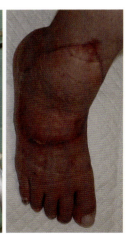

受傷後2日
前医より紹介搬送時
創内の汚染あり

受傷後10日
デブリードマン
陰圧閉鎖療法後

受傷後12日
遊離前外側大腿皮弁による
皮膚軟部組織再建
一時的関節固定術・
創外固定術

受傷後5カ月

腱・骨・神経・脈管系・関節部などの露出する皮膚欠損創は皮弁による被覆を行う．
汚染した開放創については，創部感染に注意し抗菌薬の投与，破傷風予防（破傷風トキソイド投与，破傷風免疫グロブリンの投与）を行う．軟部組織再建まで陰圧閉鎖療法などにて創傷環境を整える．

55歳男性．左橈尺骨開放骨折，長母指屈筋・長母指伸筋部分断裂

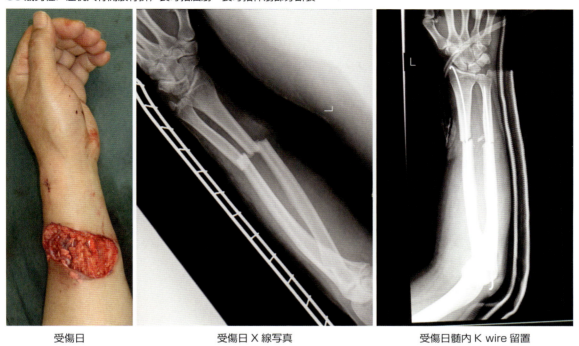

受傷日 / 受傷日X線写真 / 受傷日髄内Kwire留置

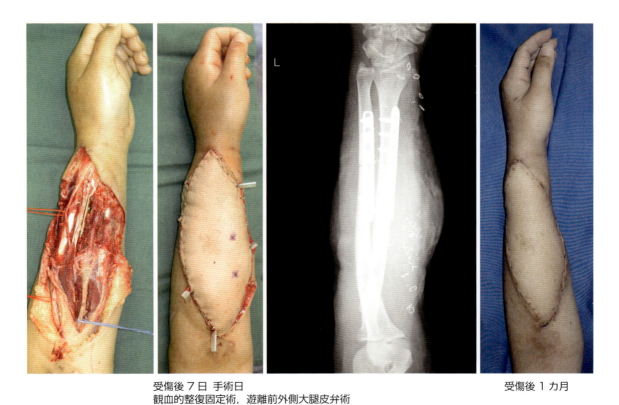

受傷後7日 手術日
観血的整復固定術，遊離前外側大腿皮弁術 / 受傷後1カ月

デブリードマンの後，腱組織・プレートが露出する皮膚欠損創となり遊離皮弁での再建を行った．

51歳男性．右脛腓骨開放骨折（Gustilo ⅢB），アキレス腱断裂

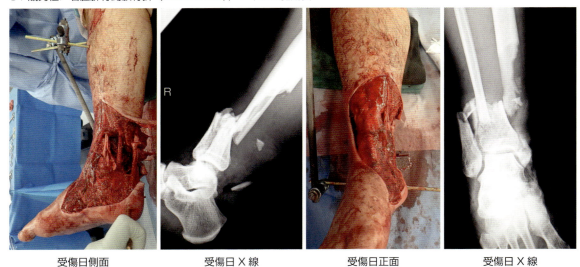

受傷日側面　　　　　受傷日X線　　　　　受傷日正面　　　　　受傷日X線

受傷当日にデブリードマン，創外固定を行った．

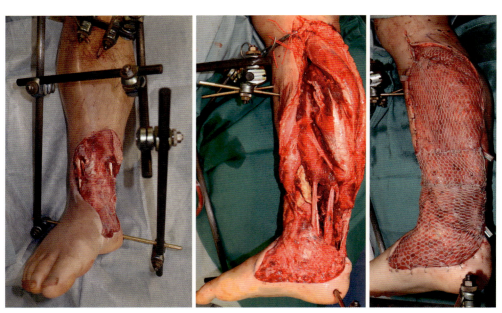

受傷後3日　　　　　　　　　　受傷後7日　　　　　　　　　　　　受傷後7日
デブリードマン　　　　　　　遊離広背筋皮弁・分層植皮による皮膚軟部組織再建
陰圧閉鎖療法　　　　　　　　抗菌薬含有骨セメント

受傷後3日目にも追加のデブリードマンを行った．
受傷後7日目に軟部組織再建を行った．

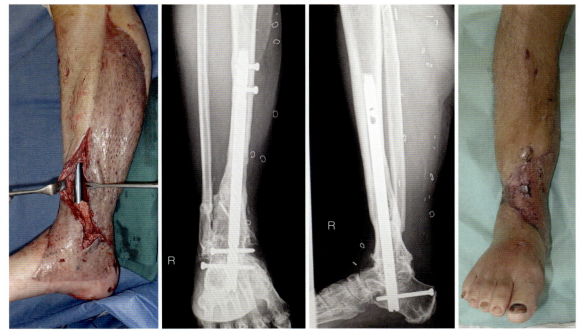

受傷後11週　観血的整復固定術　　　　　　　　　　　　　　　受傷後15週

63歳　左下肢コンパートメント症候群

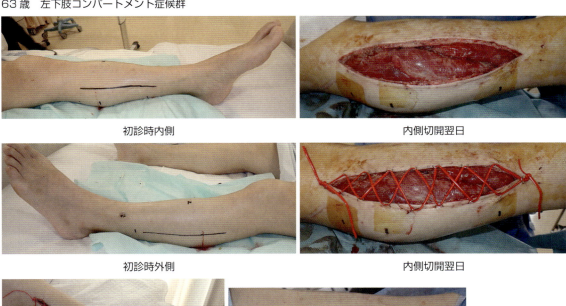

初診時内側　　　　　　　　　　　　内側切開翌日

初診時外側　　　　　　　　　　　　内側切開翌日

内側切開後7日目　　　　　　　内側切開後15日目

初診時，コンパートメント内圧測定を行い筋膜切開を行った．
切開後は創部の腫脹が徐々に改善するため，シューレース法にて管理をしている．
切開後，15日目で単純縫縮した．

まとめ

● 適切な初期評価の後に損傷部位の同定，末梢循環の評価，知覚・運動検査を行う．

● 開放創に対しては汚染度，深達度，軟部組織・血管・神経・骨損傷の程度を評価する．

● 汚染した開放創については，創部感染に注意し抗菌薬の投与，破傷風予防（破傷風トキソイド投与，破傷風免疫グロブリンの投与）を行う．

● 腱・骨・神経・脈管系・関節部・人工物などの露出する皮膚欠損創は皮弁による被覆を行う．

〈秋山 豪〉

12 熱傷初期治療

> 考え方

- □ 熱傷初期治療における手術は適切なデブリードマンと植皮術の組み合わせである．
- □ 適切なデブリードマンを行うためには，熱傷深度の推定と手術する範囲の決定が必要である．
- □ 深度の違う熱傷が混在する場合は範囲を広げて治療することも考慮する．

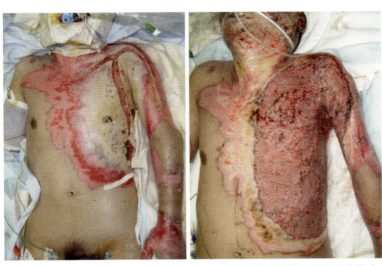

着衣着火が受傷機転の症例．デブリードマンの範囲が過小評価で追加で手術が必要であった．

デブリードマンの方法には下記の種類がある

	メリット	デメリット	使用する器械
接線切除術 (tangential excision)	術後の整容面に優れる	出血量が多い 瘢痕拘縮はしにくい	剃刀 フリーハンドデルマトーム ハイドロサージャリー
連続分層切除術 (sequential excision)	整容面は接線切除より劣るが筋膜上切除より良い	止血しながらの操作になるが比較的出血量が多い	電気メス
筋膜上切除術 (fascial excision)	短時間で行うことができる 出血量が少ない	整容面で劣る 瘢痕拘縮の可能性	電気メス

適切なデブリードマン: 範囲の決定

- □ 複数回の手術が予想される場合，初回は前面の可能な範囲から最大限行う．
- □ 体幹前面や頸部，上肢（手は優先）→体幹後面，下肢と順序立てて手術を計画する．

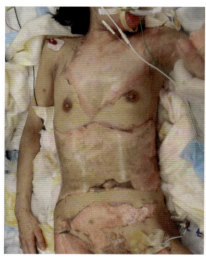 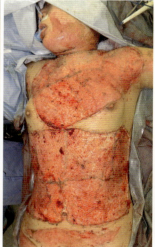 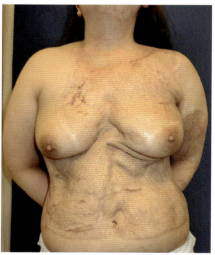

受傷日　　　　　　　　　術直後　　　　　　　　　術後2年半

- □ エタノール引火による受傷
- □ 深達性2度熱傷（DDB）も含めて切除している．
- □ 肥厚性瘢痕も少なく治癒している．

適切なデブリードマン: 深さの決定

- □ デブリードマンする深さを決定するためには受傷機転はよい指標となる．
- □ 良好な出血が得られるまで段階的にデブリードマンするのも手段である．

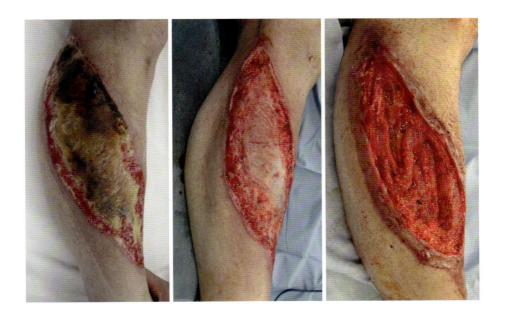

- □ バイクのマフラーによる下腿 contact burn
- □ contact burn は scold burn より深くなりやすい．
- □ 筋膜の色調が悪く，筋体までデブリードマンを行う必要があった症例である．

手の熱傷の手術

- □ 手の熱傷は瘢痕拘縮の原因となるためなるべく早期に行う．
- □ 深達性2度熱傷（DDB）であればハイドロサージャリー（バーサジェット®）と薄い分層植皮での手術が可能である．

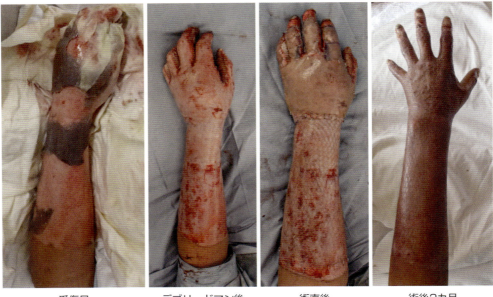

受傷日　　デブリードマン後　　術直後　　術後2カ月

- □ 工場での事故による受傷
- □ バーサジェット®で出血が得られるまでデブリードマンを行い，前腕は網状植皮，手背～手指はシート植皮を行っている．

広範囲熱傷の治療

- □ ハイブリッド法（自家高倍率網状植皮＋自家培養表皮移植JACE®）を行うのが主流となっている．
- □ 今後新しいデバイスや自家細胞懸濁液（RECELL®），壊死組織除去剤（ネキソブリッド®）の登場により，代替する治療法になりうる．

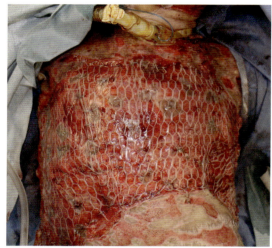

術直後

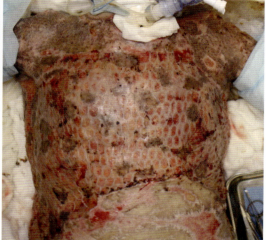

術後1週間

- □ JACE作成に3週間の時間を要する．それまでにデブリードマンを完了させ，人工真皮などで下床を構築しておく．
- □ 高倍率網状植皮と切手植皮を組み合わせている症例である．
- □ 網状植皮の間隙の上皮化を促進させる効果がある．

まとめ

- 手術成功のためには適切なデブリードマンの深さと範囲の決定を行い，植皮が生着する土台を形成することが重要である．
- 手術範囲は体幹前面や頸部，手などを優先し，順序立てて計画する．
- 広範囲熱傷の場合には，スキンバンクや自家培養表皮，その他新しいデバイスを利用して上皮化促進を狙った治療を行う．

〈奈良慎平〉

13 熱傷再建

考え方

- □ 真皮に到達する熱傷による瘢痕は硬くなる．
- □ 硬い瘢痕は日常生活で体を動かすと，力を逃がせないため，瘢痕の周囲の正常な皮膚に強い張力がかかり，炎症が起こる．
- □ 植皮された部位の辺縁や，上皮化した熱傷瘢痕は，強い力がかかる辺縁が肥厚性瘢痕・ケロイドとなる傾向がある．

Case 1

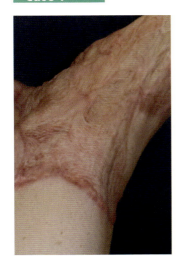
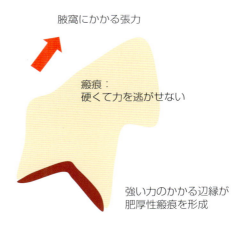

腋窩にかかる張力

瘢痕：
硬くて力を逃がせない

強い力のかかる辺縁が
肥厚性瘢痕を形成

- 瘢痕にかかる張力をいかに解除するかが熱傷再建で最も大切なポイントである．

関節部位の瘢痕拘縮の治療

□ 肘や膝，腋窩など，大関節部に瘢痕拘縮があり，正常皮膚が残存している場合は，正常皮膚を利用して局所皮弁を作成する．

1 正方弁法

Case 2

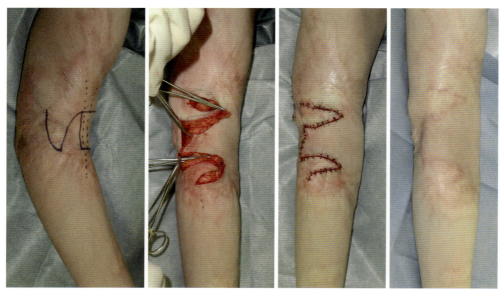

肘の瘢痕拘縮と正方弁法の　　術中: 皮弁移動後　　術直後　　術後 18 カ月
デザイン

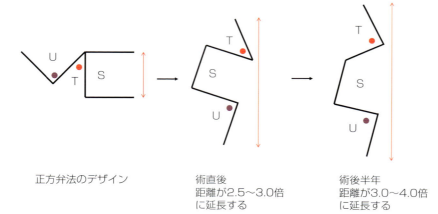

正方弁法のデザイン　　術直後　　　　　　　術後半年
　　　　　　　　　　　距離が 2.5〜3.0 倍　　距離が 3.0〜4.0 倍
　　　　　　　　　　　に延長する　　　　　　に延長する

- 理想的には，それぞれの皮弁の皮膚茎は正常皮膚であると，延長率が高くなって良い．

2 入れ換え皮弁（transposition flap）

Case 3

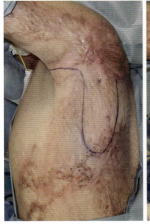
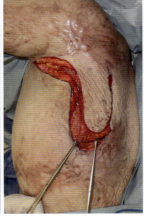
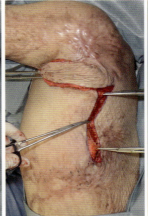
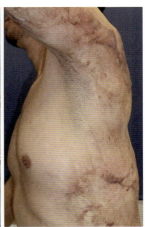

後腋窩線の瘢痕拘縮と入れ換え皮弁のデザイン　　術中：皮弁移動前　　術中：皮弁移動後　　術後18カ月

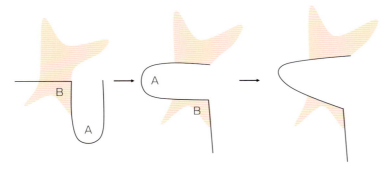

入れ換え皮弁のデザイン（皮弁AとBが入れ替わる）　　術直後：拘縮が分断される　　術後半年：皮膚茎が伸びさらに拘縮が解除される

- 術後半年，皮膚茎が延長することで拘縮が解除されるため，皮膚茎を効果的に配置することが大切である．

Case 4

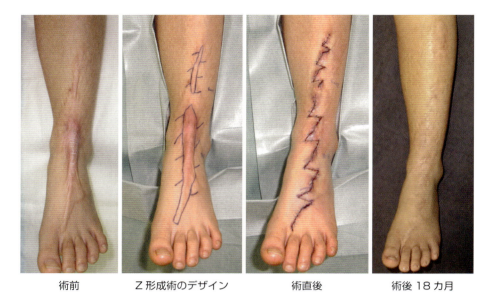

術前　　　　Z 形成術のデザイン　　　　術直後　　　　術後 18 カ月

- 切除できる幅の拘縮の場合は，全切除し，Z 形成術を複数箇所で行う．
- Z 形成術は 60°の角度でデザインすると安全である．

広い面積の瘢痕拘縮の治療

□ 手背や手指など局所皮弁が使えない部分には，皮膚移植を行う．

Case 5

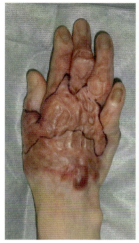 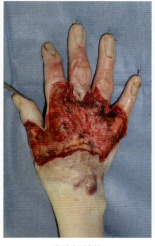 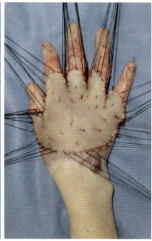 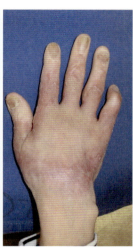

拘縮の強い部分の切除デザイン　　瘢痕切除後　　皮膚移植直後　　術後2年

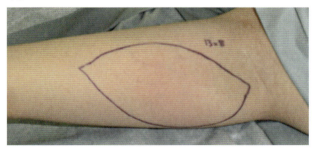

採皮部のデザイン

- 熱傷の二次再建での植皮には，移植床の厚さにできるだけ近い皮膚を使用する．
- 全層植皮で厚い場合は，厚めの分層植皮を使用する．

Case 6

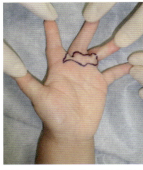
指から指間にかかる瘢痕拘縮の切除デザイン

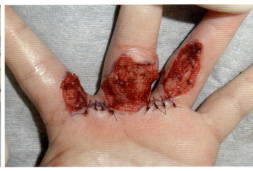
局所皮弁による指間の再建直後

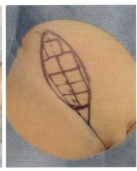
採皮部のデザイン

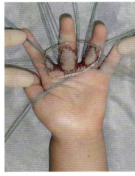
皮膚移植後
ワイヤーフレームで指関節を固定した

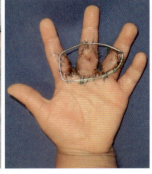
術後7日
植皮は全生着した

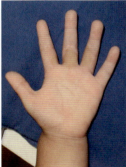
術後2年

- 指間は植皮せず，局所皮弁を行い指間の再拘縮を予防するのが大切である．

肥厚性瘢痕や瘢痕拘縮を形成しつつある比較的早期のものの治療

□ デプロドンプロピオン酸エステル（エクラー®）プラスターを用い，半年程度は経過観察する．
□ 肥厚性瘢痕は炎症であるため，毎日の副腎皮質ステロイドテープ剤の使用で軽快することが多い．

Case 7

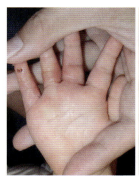
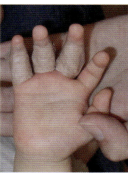
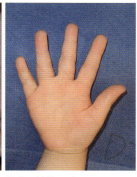
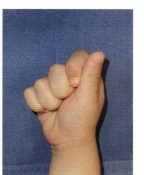

1歳の湯気による熱傷後3カ月で硬くなりつつある状態　　エクラー®プラスターの使用を開始　　治療開始後1年　拘縮を残さず治癒した

- 小児の場合は，自分で剝がさないように，プラスターの上からテープ固定などをすると良い．

□ 熱傷受傷後ある程度時間が経過し肥厚性瘢痕を形成していても，拘縮が高度でなければ，まずデプロドンプロピオン酸エステルプラスターを用いると良い．

Case 8

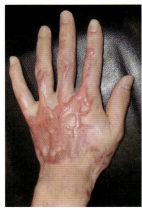
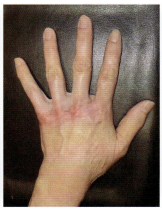
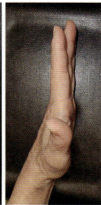
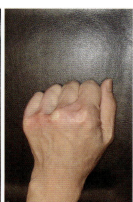

治療開始時　　エクラー®プラスター使用後3年　まだ少し赤さがあるが，拘縮なく経過している．

> **まとめ**
>
> - 手術の場合，皮膚茎を有する局所皮弁が第 1 選択であり，その次に全層植皮や厚め分層植皮を検討する．
> - 腱や骨が露出するような深い瘢痕に対しては，遊離皮弁やスーパーチャージ皮弁などを用いることもある．
> - 手術を要するかどうか迷ったら，まずデプロドンプロピオン酸エステルプラスターを使用して経過観察する．

〈小川 令〉

14 唇顎口蓋裂

治療スケジュール

- 治療の目的は整容的機能的に社会性を損なわないようにすることであり，最終的なゴールは成長終了時となる．
- 施設により多少異なるが，3～6カ月で行う口唇形成術，1～1.5歳で行う口蓋形成術，5～10歳で行う顎裂骨移植，成長完了時に行う変形外鼻手術が症状に応じて施行される．
- 必要に応じて鼻咽腔閉鎖機能不全に対して鼻咽腔閉鎖術（咽頭弁手術），成長段階での口唇鼻形成術，上顎骨劣成長など咬合不全や顔面プロファイルの変形に対する顎骨骨切り術などが行われる．

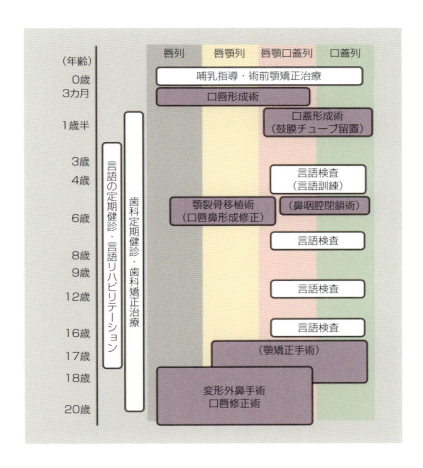

1 口唇形成術

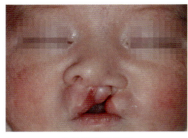
左唇顎裂の術前

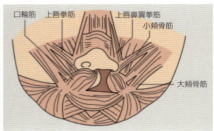
筋肉の変形

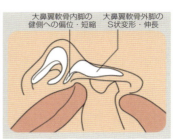
大鼻翼軟骨の変形

鼻柱基部の非披裂側への偏位，鼻尖の非披裂側偏位，披裂側鼻翼基部の外側尾側後方への偏位，非披裂側鼻翼基部の健側への偏位，披裂部内側唇キューピッド弓頂点の頭側偏位などを認める．
口輪筋は裂部で離断され異常付着しており，手術時に注意を要する．
患側大鼻翼軟骨は外脚（lateral crus）が伸長・S状変形をきたし，内脚は健側に偏位・短縮する．また健側の大鼻翼軟骨は外内脚ともに健側に偏位する．

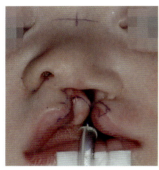
Millard＋小三角弁法のデザイン
（C flapは作成していない）

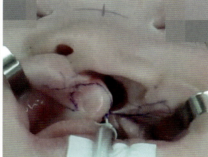
デザイン（口腔内）

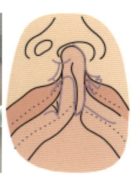
デザインのシェーマ

鼻柱基部，鼻翼基部，dry lipとwet lipの境界（red line），非披裂側キューピッド弓頂点などわかりやすい解剖学的ランドマークから設定する．
披裂縁粘膜弁は披裂側・非披裂側ともに鼻腔内から鼻腔底の形成に用いる．
できるだけ組織を温存する（切除しない）．

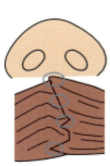
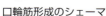
口輪筋形成のシェーマ

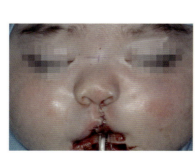
白唇縫合後

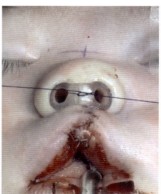
レティナ固定

上顎骨などに異常付着した口輪筋もリリースし，しっかりと筋層縫合をする．
鼻中隔軟骨の位置矯正や術後の創部リテンションのためのcinch sutureなどを同時に行う．
鼻孔狭窄予防のためにレティナを3カ月留置する．

2 口蓋形成術

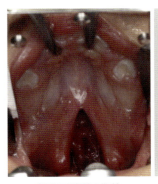
硬軟口蓋裂の術前

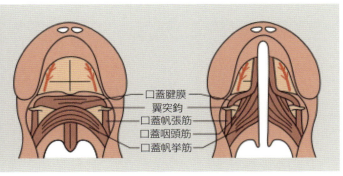
口蓋の筋群，正常と口蓋裂のシェーマ

（ラベル：口蓋腱膜／翼突鈎／口蓋帆張筋／口蓋咽頭筋／口蓋帆挙筋）

できるだけ顎発育に影響がないように，良好な軟口蓋機能を獲得することが重要である．
硬口蓋後端や軟口蓋の披裂縁粘膜に異常付着している口蓋帆挙筋，咽頭収縮筋などの鼻咽腔機能に関わる筋群を正中で合わせて muscle sling を形成する．
口蓋形成術用のディングマン開口器をかけ術野を確保する．

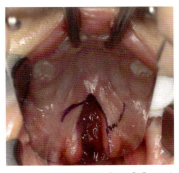
口蓋側のZ形成のデザインとシェーマ

鼻腔粘膜側のZ形成のデザインとシェーマ

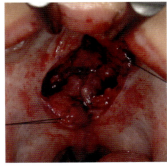
muscle sling の形成とシェーマ

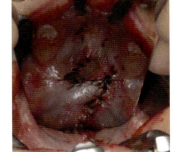
手術終了時

術後は後出血による気道狭窄などのリスクを考慮し，挿管のまま集中治療室に入室する．

3 顎骨骨切り術

左唇顎口蓋裂術後の 16 歳女性，上下顎骨切り術の術前

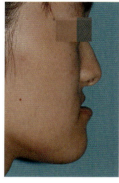
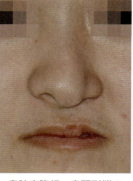
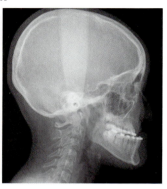

上顎骨の劣成長と　　　鼻腔底隆起，鼻翼形態の　　術前セファログラム
相対的下顎前突　　　　左右差あり

成長に伴い上顎骨の劣成長や相対的下顎前突，それに伴う不正咬合などの facial deformity（FD）をきたすことがある．

上下顎骨切り術（Le Fort I 型骨切り術，下顎枝矢状分割術）の術後 6 カ月

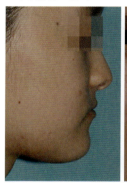
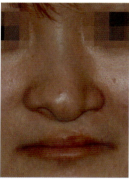
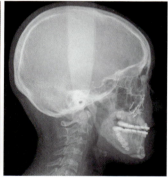

paranasal,　　　　　　鼻翼周囲に立体感がでて　　術後セファログラム
nasolabial angle　　　いる．鼻尖の偏位，鼻翼　　プロファイル，咬合の改善あり
の改善あり　　　　　　左右差は残存

顎顔面骨切り術は，咬合不全や咀嚼障害の改善を目的に行われることが多いが，顔面プロファイル改善も重要な治療目的である．

4 変形外鼻手術

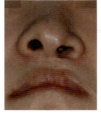

術前
鼻尖の偏位，鼻孔の左右差，鼻孔底隆起の左右差の残存あり

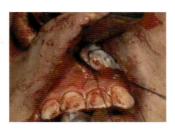

肋軟骨による梨状口縁のaugmentation

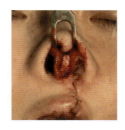

鼻中隔軟骨の正中化とseptal extension graft (SEG)

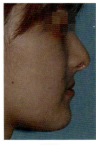

術後

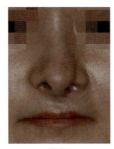

術後

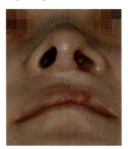

術後

成長完了後の最終タッチアップ手術として口唇修正術や変形外鼻手術を行う．

まとめ

- 常に最終ゴールと途中経過とのバランスを考えながら治療を行うことが重要となる．
- 成長過程での修正手術は医原性成長障害が生じる可能性も常に念頭に置かなければならない．
- 治療のゴールが18歳頃となるので，長期的定期的にフォローできる体制がある施設での治療が望ましい．

【参考文献】
1）小川　令，編. 顔の外科. 京都: 金芳堂; 2024.

〈桑原広輔　加持秀明〉

15 耳形成手術

考え方

- 外耳やその周囲の先天異常は比較的頻度が高く，日常診療においてもよく遭遇する．
- 耳介の発生に関しては諸説認めるが，胎生6〜7週に第1・第2鰓弓から発生する6個の小結節（耳介小丘）が癒合を重ねて形成される[1]．この過程途中に障害が起きることで，外耳の形態異常が発生する．
- 視診による形態的特徴に基づいて疾患名は決定され，診断に関する特異的な検査はない．したがって，耳介とその周囲の診察においては正常形状と各部の名称の理解が必要不可欠である．

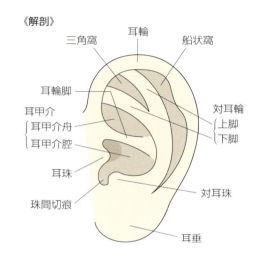

《解剖》

1 耳瘻孔

- 耳介周囲に生じる皮膚性の瘻管であり，第1・第2鰓弓由来である6つの耳介結節の癒合不全あるいは耳輪脚突起と耳珠上脚突起間の癒合不全が原因だと考えられている．
- 瘻孔のみの無症状で経過することが多いが，感染を起こし二次性の瘻孔を形成することもある．
- 感染を生じた症例では急性炎症期は手術を避け，炎症消褪後1〜3カ月以上経過してからの手術が一般的である．

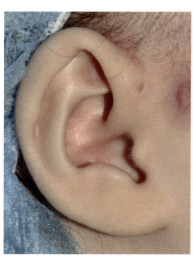
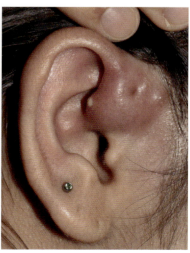

Case 1　炎症歴のある耳瘻孔に対する手術治療

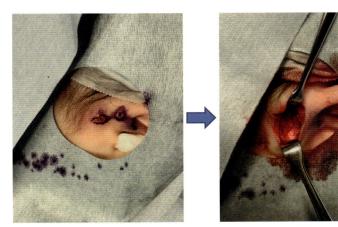
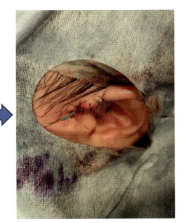

二次性の瘻孔や周囲組織も摘出を行う．瘻孔を医療用染料などで染色する方法もある．

染色された上皮成分を可及的に切除する．

必要に応じてペンローズドレーンなどを留置して縫合する．

2 副耳

- □ 耳介や耳珠の前方に，耳介と同様の組織で構成された皮膚隆起のことを指す．
- □ 触診で軟骨成分を含んでいるか否かを判断する．
- □ 耳前部が圧倒的に多く，頬部，頸部，外耳道などに発生することもある．
- □ 耳瘻孔，小耳症，第1・第2鰓弓症候群を含む他の外表奇形を合併していることもあるため注意を要する．

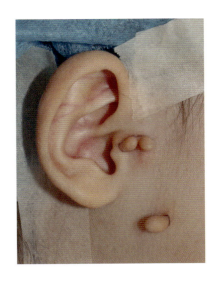

Case 2　副耳の手術治療

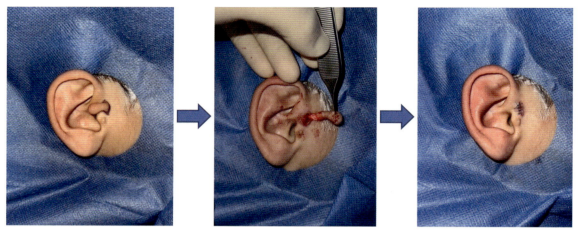

軟骨成分を含まない皮膚性有茎性の副耳では乳児期に茎部を結紮し脱落を待つ方法もある．
軟骨成分を含む症例では軟骨から切除縫合する方が瘢痕が目立ちにくいことが多い．

3 耳介変形

□ 出生時に認める耳介の変形は，立ち耳や折れ耳のように組織の欠損はないが形態の変化を認める deformation と，小耳症のように組織の欠損を伴う malformation に分けられる．絞拒耳（constricted ear）は，耳輪周径の短縮など軽度な部分欠損を伴った状態を指し，健常な耳介と小耳症の境界に位置づけられる．

a．矯正治療

□ 軟骨の可塑性が高い幼少期，特に1歳までであれば，装具を用いた矯正治療が奏効することも多いため，発見後早期に専門家への紹介が望ましい．

Case 3　折れ耳の矯正治療[2)]

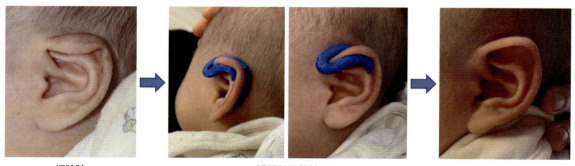

初診時　　　　　　　矯正器具装着　　　　　　　2カ月後

Case 4　埋没耳の矯正治療

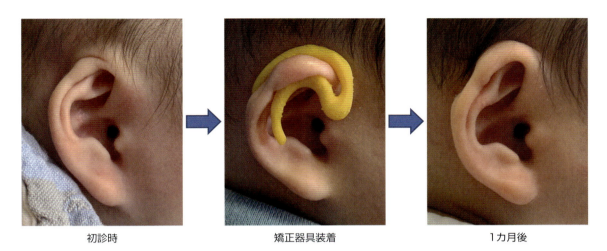

初診時　　　　　　　矯正器具装着　　　　　　　1カ月後

- 耳介軟骨の可塑性のある1歳程度までは矯正（非観血的治療）も可能である．
- ワイヤーやネラトンカテーテル，熱可塑性樹脂，3Dプリンタなどで自作する方法が報告されている．

b．手術加療

- 埋没耳の代表術式のシェーマ

猫耳皮弁（Anse, 1988）

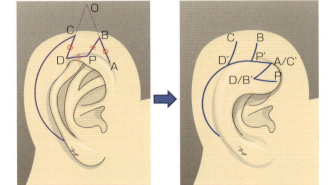

耳輪脚の最前部Aと耳長線上の髪際から2cmの点Oを結び，髪際線との交点Bを決める．髪際線上で耳長線に対するB点との対称点Cを決め，AB＝CDとなる点Dとする．上耳点Pとし，BP＝PDとする．
2つの三角弁で耳介裏面を覆い形成する．側頭部側の矩形弁の縫合法はいくつかのパターンが存在する．

正方弁法（Kuwahara, 2019）

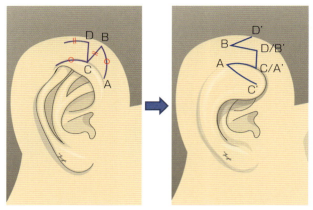

耳輪脚の最前部をAとし，髪際線までの間に角ABC＞角BCDとなる正方弁法（square flap）をデザインする．
耳長軸方向への大きな延長効果と，矩形弁の前進・回転角の大きいABCの皮弁が形成するdog earにより急峻な耳介側頭溝を作成する．

Case 5　3Dシミュレーションで手術モデルを作成し術式を決定した埋没耳の症例

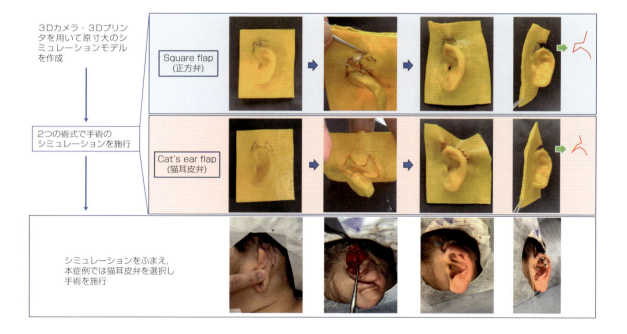

Case 6　立ち耳の手術

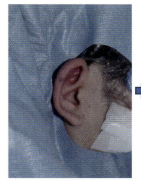 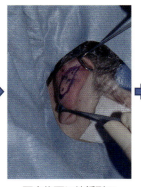 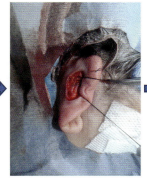 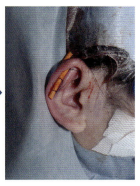

術前；対耳輪，特に上脚の低形成により外向きに広がる

耳介後面に紡錘形の皮膚切除をデザイン

対耳輪の屈曲を形成

必要に応じて抜糸時程度までボルスターやワイヤー固定を用いる

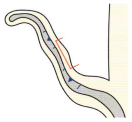 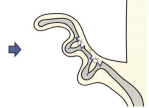

軟骨にスリットや楔状切除を加えて自然な屈曲を形成するとよい（全層で軟骨を切離すると急峻すぎる屈曲となることがある）．

Case 7　スタール耳の手術

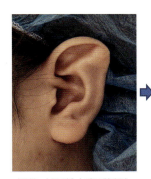 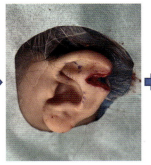 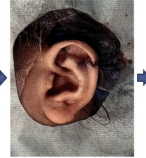 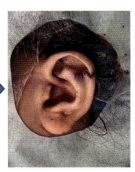

術前；対耳輪上脚が低形成であり，第3脚を認めるスタール耳

軟骨ごと全層楔上に切除耳輪の左右差なども考慮して切除量を決定

Z形成やW形成を用いてジグザグに縫合する

術後1カ月

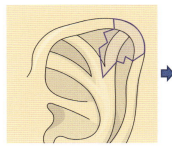 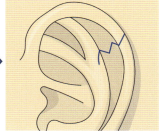

第3脚を切除するようにW形成を用いて楔状に切除縫合する．軟骨の屈曲の形成のみで改善できるケースもある．

> **まとめ**
>
> ● 耳介の異常は多岐にわたるため正常の解剖・構造の理解が必要となる.
>
> ● 整容面，機能面に関して集団社会生活を送るうえで適切な加療時期をご家族と相談する必要があるが，特に軟骨形成を伴う手術に関してはその後の成長による変形治癒の可能性を考慮し手術時期を検討する必要がある.

【参考文献】
1) 加我君孝. 耳の発生と異常. 切替一郎, 原著. 新耳鼻咽喉科学. 改訂12版. 東京: 南山堂; 2022. p7.
2) 柘植琢哉, 桑原大彰, 小川　令. 3Dモデルを用いた先天性耳介変形に対する矯正器具作製. 日形会誌. 2019; 39: 604-9.
3) 安瀬正紀. cryptotia手術療法. 図説臨床形成外科学講座4. 荻野洋一, 他編. 東京: メジカルビュー社; 1988. p.58-9.
4) Kuwahara H, Akimoto M, Murakami M, et al. A comparative finite element analysis of two surgical methods for cryptotia. Plast Reconstr Surg Glob Open. 2019; 7: e2315
5) Tsuge T, Kuwahara H, Akaishi S, et al. Preoperative flap surgery simulation for a case of cryptotia using a 3D printer. Plast Reconstr Surg Glob Open. 2021; 9: e3194,

〈柘植琢哉〉

16 手先天異常治療

疾患

- 母指多指症は手の先天異常で最も頻度が多く，一般的に機能的予後良好である．
- 機能（使える手）＋整容（美しく良いバランス）の獲得を目的とした再建に加え，創部が目立たないことへの配慮が必要である．
- 単なる余剰指の切除では不十分で，症例毎に再建内容を考慮する必要がある．

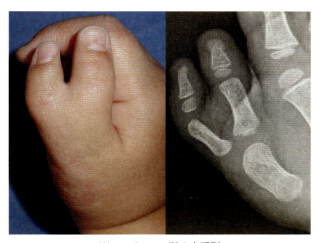

Wassel type IVの十手型

● 手術コンセプト: 低形成の2指から必要な組織を用いて1本の母指を再建する．

手術

最も頻度が高い母指多指症 Wassel type IV（十手型）について解説する．

1 皮膚デザイン

- 余剰指基部に紡錘形に皮膚切開線をデザインする．
- 閉創時に創部が側正中線に一致することを意識する．
- トリミングできるよう少し余裕を持たせる．

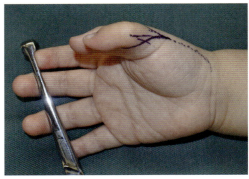
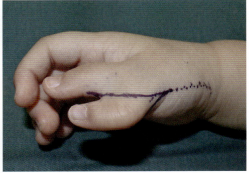

術中デザイン

- ルーペを用いて皮膚性状が変化する側正中線を確認してデザインを行う．

2 骨膜弁付き APB の挙上

□ 余剰指の末節骨橈側にできるだけ長く骨膜弁を付加した APB をデザインする．
□ 挙上時のとっかかりは骨膜剥離子などを用い骨膜弁が切れないように留意する．
□ APB を中枢側の筋腹まで露出することで可動性を上げることができる．
（APB: abductor pollicis brevis 短母指外転筋）

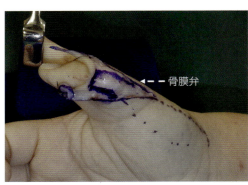

骨膜弁付き APB のデザイン

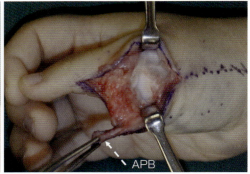

骨膜弁付き APB 挙上時

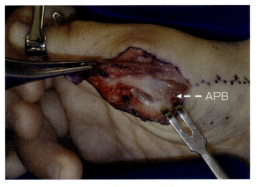

APB の筋腹まで露出

- 基節型（Wassel type Ⅲ & Ⅳ）では余剰指にある APB 移行が必須．
- APB にできるだけ長い骨膜弁付加して挙上することが大切．

3 骨膜弁付き APB の移行

- 骨膜弁付き APB を温存指の尺側腱帽など基節部背側底部に縫着する．
- 1.0 mm キルシュナー鋼線でピンニングし MP 関節を対立位で固定する．IP 関節を貫通しないことで拘縮予防に努める．

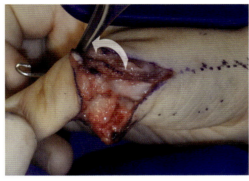

温存指の基節骨背側底部に移動　　　　温存指の基節骨背側底部に縫着

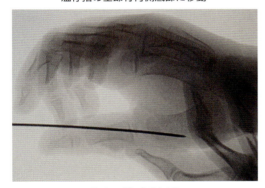

術中 X 線（別症例）

- APB を温存指基節部の尺側に縫着することで効果的な外転・対立運動の獲得を図る．

4 閉創，固定

- 母指橈側の自由縁が自然な膨らみになるように余剰皮膚のトリミングと閉創を行う．
- 再建した APB に負担をかけないように指間に捌きガーゼを挟み，対立位を保持した状態でギプス固定する．
- 島状指動脈皮弁を行う場合，ギプスの末端は筒状にし，ガーゼやフィルムで覆い創部確認ができるように工夫する．

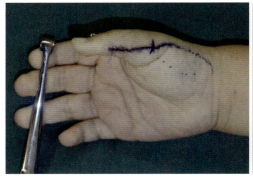

縫合閉創時 　　　　　　　　　　　　ギプス固定時

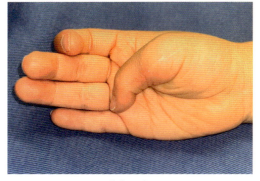

術後2年

- 患児が創部に触れず，かつ再建母指の保護ができるギプス固定が大切．

5 術後管理

- □ 1週間：ギプスカットし創部洗浄，pin site infection 予防にイソジン® ゲル塗布し再固定．
- □ 2週間：抜糸，再固定．
- □ 3週間：ピンニングとギプス除去．手指フリーとする．

後療法

1 創部管理

- □ 複雑な創縁や不適切な手術侵襲は拘縮リスクとなりうる．
- □ 創部硬結が残存していれば早期からエクラー® プラスターを夜間貼付する．
- □ 患児が剥がさないように上からテープ固定などをすると良い．

2 軸偏位への対応

- □ 当施設では原則初回手術時に骨切り術はせず，EPL 腱や FPL 腱を用いた軟部組織移行に加え，後療法を行い指軸矯正をする方針としている．

- □ 軸偏位が生じうる/生じた例では，日中は積極的な使用で可動域拡大を，夜間は外固定で変形予防/軸矯正を図る．
- □ 患者家族に皮膚発赤や創傷の観察指導を行い MDRPU 発生に留意する．

（EPL: extensor pollicis longus 長母指伸筋
FPL: flexor pollicis longus 長母指屈筋
MDRPU: medical device related pressure ulcer 医療関連機器圧迫）

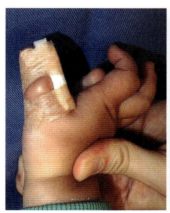

アルフェンス®シーネによる
伸展位固定
橈屈変形に有用

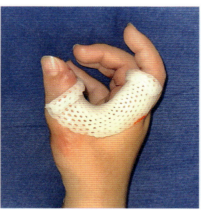

母指対立位＋IP 関節フリー
C バースプリント（アクアプラスト®）
拘縮の生じやすい IP 関節の可動域拡大目的
変形の強い症例ではサムスパイカスプリントの日中装着を追加する

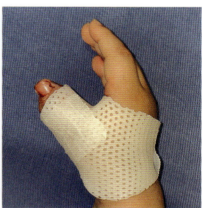

母指対立位
サムスパイカスプリント（アクアプラスト®）
C バーよりも接地面が広いことで支持性が上がる
母指外旋や外転不足の矯正も図る
IP 関節屈曲に問題がなければ，より良い整容面獲得のために
IP 関節を越えて固定

- 瘢痕治療，外固定による指軸矯正や可動域訓練といった後療法が患者 QOL の上昇につながる．

〈張　萌雄　小野真平〉

17 手の外傷再建

考え方

- □ 手の外傷を診る際には，皮膚の損傷だけに目を奪われず，血流（動脈），動き（筋腱），感覚（神経）を系統的に評価することが重要である．
- □ 手の外傷治療は専門性が高く，治療成績が悪いと患者の日常生活に直結する機能障害が生じる．そのため，どこまで自分で治療し，どこからをハンドサージャンに紹介するかを明確にしておくことが大切である．指尖部の再接着や神経縫合は顕微鏡手術が得意な形成外科が担当することが多いが，腱縫合（特に屈筋腱）は，手術手技およびリハビリテーションを熟知したハンドサージャンに紹介するのが望ましい．

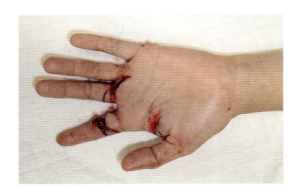

- 手の外傷を診る際には，指の機能を担う深部構造物（腱や神経）の損傷を見逃さないようにする．

血流(動脈)

- まずは,挫創より遠位の指尖部の血流を確認する.色調,温度,感覚の有無,毛細血管再充満時間(CRT),および pin-prick テストなどで評価を行う.
- 各指には指動脈が2本ずつ存在している.指動脈が2本とも断裂した場合は指尖部への血流が途絶えるため,再接着術の適応となる.
- 完全切断とは,指が完全に切断された状態を指し,不全切断とは,指が皮膚や腱などを介してつながっているものの,指動脈が2本ともが断裂した状態である.

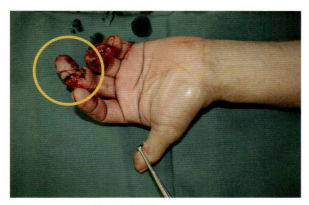

指の不全切断
指尖部の色調が蒼白である

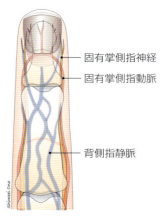

指の血管解剖
指動脈は2本存在する

開放骨折と切断の違い

	挫滅創	開放骨折	不全切断	完全切断
指動脈	○	○	×	×
特徴	骨折−	骨折＋	指が一部つながっている	指が完全に離れている

不全切断は指動脈は2本とも断裂しているが皮膚などで連続性はある状態である.

- 指動脈が2本とも断裂している場合,緊急手術(再接着術)の適応である.

動き(筋腱)

- 手指の屈筋腱は,母指には長母指屈筋腱(FPL)が1本あり,示指から小指までは浅指屈筋腱(FDS)と深指屈筋腱(FDP)の2本が存在する.
- FPL は母指の指節間関節(IP)を,FDP は遠位指節間関節(DIP)を,FDS は近位指節間関節(PIP)を屈曲させる役割を担っている.

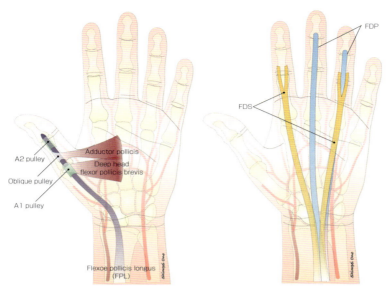

母指は1本（FPL），他指は2本（FDS & FDP）

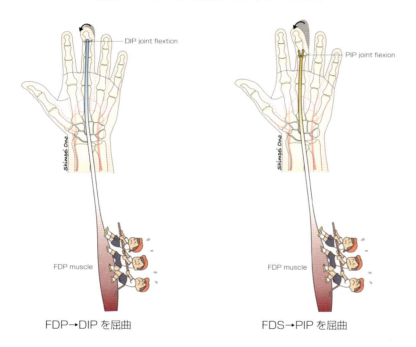

FDP→DIPを屈曲　　　　　　　FDS→PIPを屈曲

> ● 母指には屈筋腱は1本，それ以外の指は2本ずつ存在する．

☐ FDSテスト：FDSはPIPの屈曲を担う．FDSテストでは，テストする指以外をすべて伸展させた状態で，PIPを屈曲させるよう患者に指示する．屈曲ができればFDSは正常であり，できなければ断裂が疑われる．

☐ FDPテスト：FDPはDIPの屈曲を担う．FDPテストでは，PIP関節を伸展させた状態で，DIP関節を屈曲させるよう患者に指示する．屈曲ができればFDPは正常であり，できなければ断裂が疑われる．

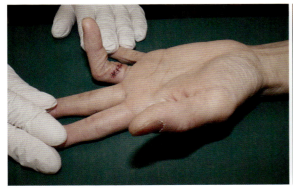
FDS テスト

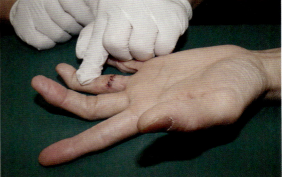
FDP テスト

- 腱損傷の有無を評価するために，FDS テストと FDP テストをマスターする．

腱縫合

□ 屈筋腱縫合治療のコンセプトは，①強固な縫合法（locking 様式の 6-strand suture）と，②術後早期からの早期自動運動療法（early active mobilization: EAM）で縫合腱を滑走させ，周囲との癒着を防止することである．

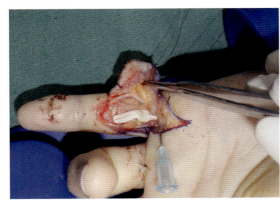
FDS と FDP の完全断裂を認める

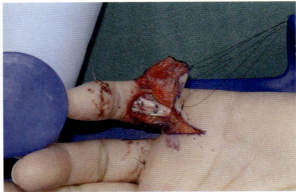
FDS と FDP を修復した直後

- 屈筋腱の治療は，手術やリハビリテーションに精通したハンドサージャンに依頼する．

感覚（神経）

- □ 指の神経断裂の有無を確認する最も簡単な方法は，指先に触れた際に患者が触覚を感じるか確認することである．
- □ 感覚が鈍い場合には，針を刺して痛みを感じるかを検査する pin-prick テストが有用である．
- □ 感覚の定量的な評価としては，2 点識別覚テスト（2-PD）や Semmes-Weinstein モノフィラメント（SW）テストが有用である．

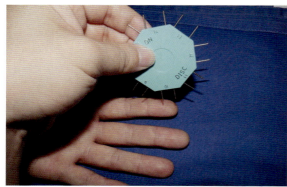

2 点識別覚テスト（2-PD）

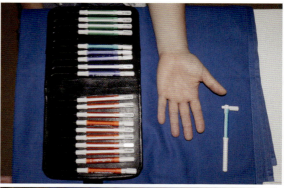

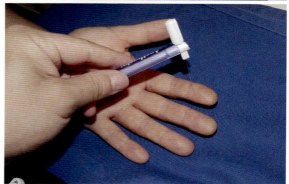

Semmes-Weinstein モノフィラメント（SW）テスト

- 指の感覚の評価は，触ったり，2-PD，SW テストなどで評価する．

神経縫合

- □ 顕微鏡の使用: 神経縫合は顕微鏡下で精密に行うことが基本であり，これにより，断裂した神経の端同士を正確に合わせることができる．
- □ 神経断端の処理: 断裂した神経断端の瘢痕をカミソリなどで新鮮化することで，縫合後の神経再生が円滑に進む．
- □ 神経縫合: 細い非吸収糸（通常は9-0や10-0）が用いられる．縫合時には，神経を無理に引っ張らず，また締め付けすぎない状態で行うことが重要である．
- □ 神経縫合後の回復: 神経縫合後，軸索の再生速度は一般的に1日あたり約1mmとされている．

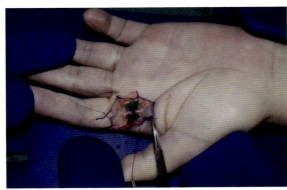

神経断裂部の展開
周囲の健常組織から断裂部に向かって剝離する．

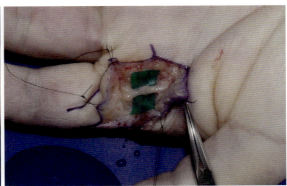

神経縫合直後
強く締め付けすぎない．

● 神経縫合は顕微鏡下に行い，縫合時に締め付けすぎない．

〈小野真平〉

18 爪疾患治療

考え方

- □ 爪は小さい面積の中に，爪甲の正しい伸長を維持する構造物が近接し，全体として一つの爪という形態を保っている．
- □ 狭い面積の中で瘢痕拘縮を起こすと容易に爪の変形をきたし得る．
- □ いずれの病態においても爪周囲の創傷治癒は，爪の小さく狭い密閉環境ということ，かつ爪は常に伸長するという動的な要素が顕著に影響してくる．
- □ そして手や足は常に動かし外力を受ける場所であるため，歩行や靴などの外力もその創傷治癒に影響を及ぼす．

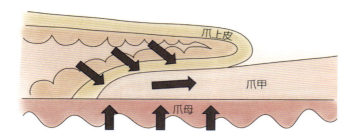

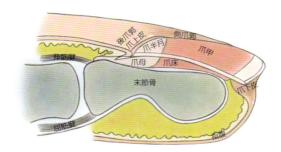

治療

1 陥入爪の治療

☐ 日常診療でよく遭遇する陥入爪は不適切な爪の切り方（短く切りすぎる）により起こることが多い．
☐ 爪の凹凸のある断端が側爪郭と接触し，傷付けることで炎症を起こす．
☐ 治療の根本は，炎症を起こしている皮膚と爪の接触を断つことである．
☐ 安易な抜爪は，二次性の爪変形を起こし得るので，抜爪は慎重に行う．
☐ 具体的には爪甲幅がもともと大きい，炎症を繰り返ししている場合には，必要最小限の幅で抜爪・フェノール法を行う．

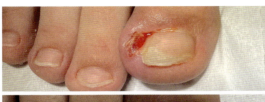

初診時

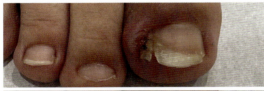

1週間後

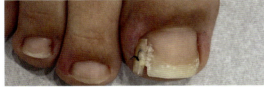

1カ月後

爪と皮膚の接触を断つために，ガター法を施行．
ガター法で炎症を落ち着かせながら，爪の伸長を待つ．

2 巻き爪の治療

☐ 足底からの適切な圧が趾腹にかかることで爪は巻かずに水平方向に伸長する[1]．
☐ 外反母趾などで趾腹に適切な圧がかからない場合，爪は皮膚に食い込み，巻き爪となり得る．その結果として皮膚に炎症を起こし陥入爪となる場合もある．
☐ ワイヤー治療で巻いた爪を矯正しながら，インソールで足底への正しい圧のかかり方を補助することも重要である．

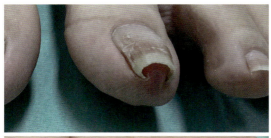

初診時

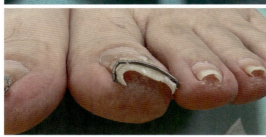

ワイヤー治療を開始
して3カ月後

3 爪白癬の治療

☐ 足白癬からそのまま爪白癬に移行することが多い．
☐ 感染症であり，外用を継続する期間や，足首から足先まで塗るなどの外用の方法についても適宜指導をする．
☐ 爪白癬があると爪が肥厚し，疼痛の原因となったり，肥厚することで抗真菌薬の浸透が悪くなり，外用治療の効果が不十分になる場合もあるため，適宜爪の厚さを薄くする指導も重要である．
☐ 外用抗真菌薬であるクレナフィンは3mm以下の厚さの爪に塗ることが推奨されている．

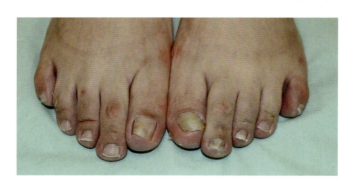

4 爪変形の治療

□ 爪の粗造化や縦裂，肥厚など変形は多岐にわたる．どの部位の損傷が原因で変形が起きているのかを考える．改善しない爪変形の場合には人工爪などの選択肢も持ちつつ，変形とともにうまく付き合っていくということも大事である．

a. 保湿で改善する爪変形

□ 保湿のみで爪変形が改善する場合も十分にある．
□ 爪甲周囲皮膚の軽度の炎症，爪床の損傷が軽度の場合は，爪周囲の炎症を落ち着かせるためにステロイド外用や，爪の保湿のみでも改善が期待できる．

初診時
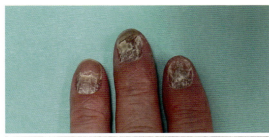

1年半後
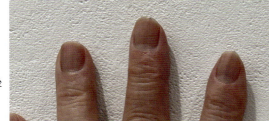

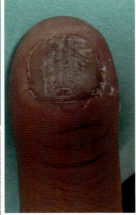
初診時

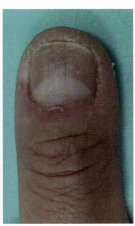
4カ月後

b. 外傷や腫瘍による爪変形

□ 末節骨骨折に伴う爪変形や，爪床や爪母に生じた腫瘍による爪変形の場合は，腫瘍を切除しても術後に変形が残存し，変形の改善が難しい場合もある．
□ どの部位が原因で爪変形が生じているのかを，X線などの各種画像検査を用いて同定する．
□ 爪床のみの損傷の場合には爪床移植も適応にあがるが，手術侵襲による爪変形の可能性もあるので適応は慎重に行う．

初診時　　　後天性被角線維腫による爪変形改善例　　　グロムス腫瘍切除後の爪変形

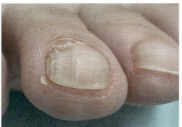
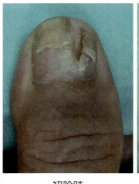
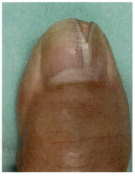

腫瘍切除後 7 カ月

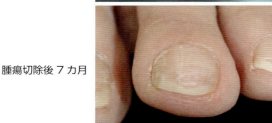

初診時　　　保湿を指導し 5 カ月後

末節骨骨折に伴う爪変形

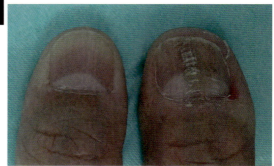

爪母に損傷を受けているため変形の改善が難しい

c. 全身疾患に伴う爪変形

- 乾癬や扁平苔癬，掌蹠膿疱症，甲状腺疾患など全身性の疾患に伴う爪の変形も散見される．
- その場合は採血や他科への診察依頼で初めて爪変形の原因が推察される場合もある．
- 治療は原疾患の治療となる．

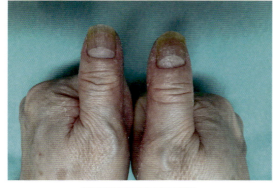

掌蹠膿疱症に伴う爪変形

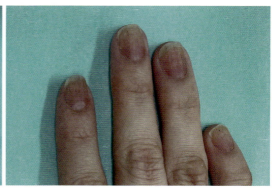

潰瘍性大腸炎に伴う爪変形

d. 爪変形に対する人工爪という可能性
□変形の改善が難しいことは少なくなく，その場合には変形とともに生きていく手段として人工爪は整容的にも機能的にも有用である．
□ネイリストによる人工爪という選択肢もあることを患者に伝えることは重要であると考える．

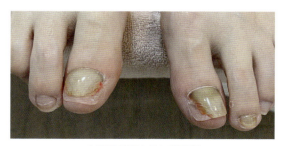

人工爪が施された爪変形

5 爪甲剝離

□女性に多く，原因が特定できないことが多い．
□鏡検・培養検査，外傷歴の確認，内服薬・サプリメントの確認，採血など各種検査を行う．
□真菌感染が持続すると爪甲剝離が持続するため，培養検査で真菌が陽性の場合には，抗真菌薬外用で治療をする．
□原因の特定が難しい場合が多く，浮いて引っかかる，整容的に気になるなど患者のQOLを障害し得る．

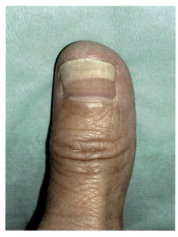

難治性の爪甲剝離

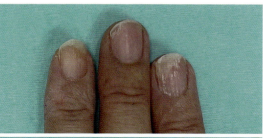

初診時

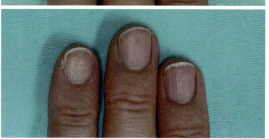

5カ月後

抗真菌薬の外用で改善が見られた爪甲剝離

まとめ

● 爪を保湿し薄く維持することは非常に重要である.

【参考文献】

1) Sano H, Ogawa R. A novel nonsurgical treatment for pincer nail that involves mechanical force control. Plast Reconstr Surg Glob Open. 2015; 3: e311.

〈栄 由貴〉

19 難治性潰瘍におけるデブリードマン

□ 難治性潰瘍（慢性創傷）は「何らかの原因によって正常な創傷治癒機転が働かない創」である[1].
□ 創傷治癒を遅延させる原因は「基礎疾患または外的な環境による原因」と「局所的な分子・細胞レベルでの原因」の2つに分かれる[2].
□ 局所的な原因に対しては TIMERS 理論（図1）に基づいた wound bed preparation（WBP）を行う.
□ デブリードマンは壊死組織など不要な組織を健常組織から除去する行為である.
□ "広義の" 外科的デブリードマンには WBP としてのメンテナンスデブリードマンと "狭義の" 外科的デブリードマンがある（表1）.
□ ここでの "狭義の" 外科的デブリードマンは手術室で電気メスなどを用い止血のできる環境で行う積極的な治療を前提としたものである.

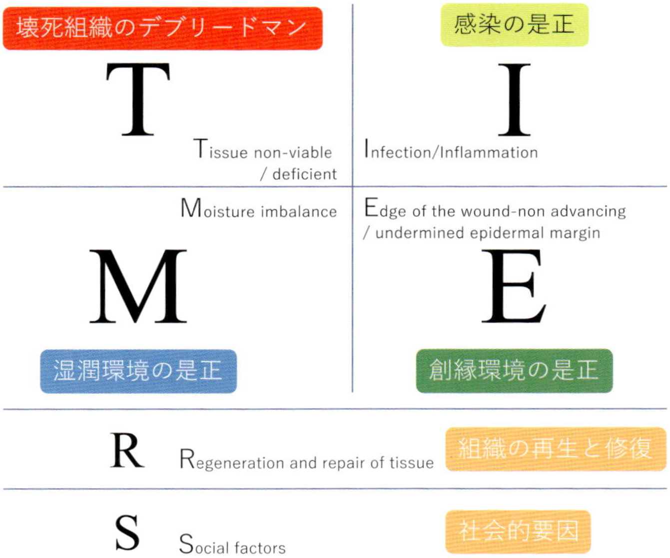

図1 TIMERS の概要

表1 デブリードマンの種類

① 化学的（酵素的）デブリードマン
② 自己融解促進デブリードマン
③ 生物学的デブリードマン
④ 物理的デブリードマン
　ⅰ．wet to dry デブリードマン
　ⅱ．機械的デブリードマン
⑤ （広義の）外科的デブリードマン
　ⅰ．（狭義の）外科的デブリードマン
　ⅱ．メンテナンスデブリードマン

デブリードマンの対象となる組織

□ デブリードマンの対象となるものは壊死組織〔乾性壊死: eschar（図2），湿性壊死: slough（図3），フィブリン膜（図4），不良肉芽（図5）〕，浸軟した創縁，角化した創縁などである.
□ 多くは愛護的なデブリードマンにより除去することができるが，eschar はメスや剪刀などを用いて除去することが望ましい．浸軟し多少柔らかくなっていれば水圧式ナイフを用いた物理的デブリードマンも効果的である.

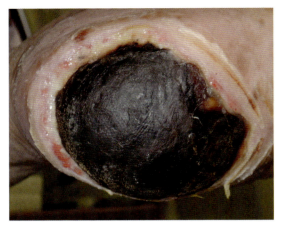

図2　乾性壊死 eschar
黒く乾燥し硬く革のような質感である．固着しており容易には除去できない．

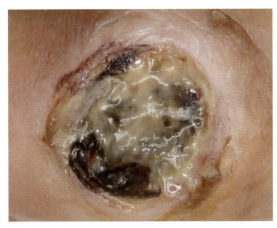

図3　湿性壊死 slough
黄色で湿潤し柔らかい性状である．滲出液を認め若干の悪臭を伴うこともある．

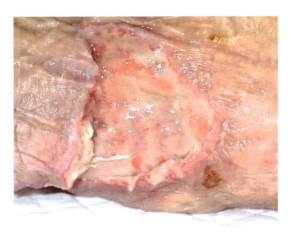

図4　フィブリン膜
創表面にフィブリン様の膜を形成している．様々な呼称がある．多くはガーゼや鋭匙で除去可能である．

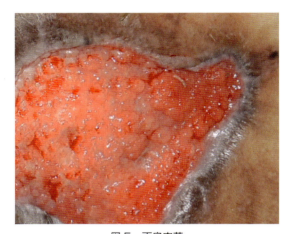

図5　不良肉芽
浸出液が過剰となり浮腫状となった肉芽組織．局所感染によっても生じる．良性肉芽に比べやや白色調である．

- □ slough やフィブリン膜，不良肉芽は鋭匙などを用いたメンテナンスデブリードマン，または超音波デブリードマン装置を用いた物理的デブリードマンによっても除去が可能である（図6, 7）．
- □ バイオフィルムは肉眼的に確認できるものではないが，慢性創傷の78.2%にバイオフィルムが認められている[3]と言われており，バイオフィルムの存在は critical colonization とほぼ同義である．
- □ この critical colonization の打破，つまり適切なデブリードマンこそが WBP の鍵となる．

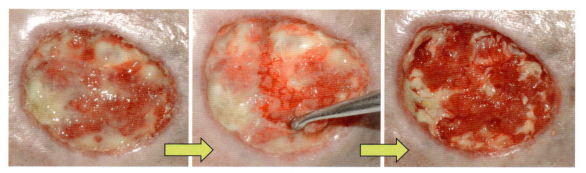

図6 鋭匙を用いたメンテナンスデブリードマンの様子
sloughやフィブリン膜といった柔らかい組織を除去するため，力を込める必要はない．創面に対して水平に動かし表面を撫でるように用いる．一度で除去することが難しければ繰り返し撫でるように動かし対象物を除去する．

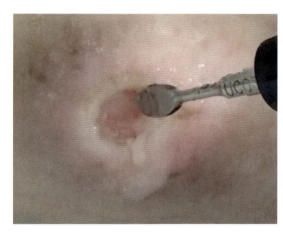

図7 超音波デブリードマン装置（ウルトラキュレット®）によるデブリードマンの様子
ハンドピース先端のチップが振動することと，超音波によるキャビテーション効果によってデブリードマンを行う．愛護的なデブリードマンが可能であり，先端のチップを触れさせずともキャビテーション効果によってのみのデブリードマンもできるため，鋭匙を用いるデブリードマンよりも疼痛が少ない処置が可能である．

外科的デブリードマンの注意点

- 抗凝固薬や抗血小板薬の内服などで易出血性がある場合には電気メスなどのデバイスや輸血を準備する．
- 胸骨骨髄炎の場合は胸骨の裏面に大血管が，また四肢においては主要血管が浅層にあることもあるため，デブリードマン予定の部位の解剖学的な位置関係を把握する必要がある（図8）．
- 悪性腫瘍に伴う潰瘍に対しては出血を伴うようなデブリードマンは播種する可能性があるため禁忌である．
  例）基底細胞癌，有棘細胞癌，瘢痕癌（Marjolin潰瘍）など（図9）．
- 虚血肢に対しては，デブリードマンが健常組織まで及べば，新たな創傷治癒を促せるだけの血流が乏しくさらなる壊死の拡大を招くため，感染拡大を防ぐ目的の処置か壊死組織量を減量するだけの処置とする必要がある（図10）．

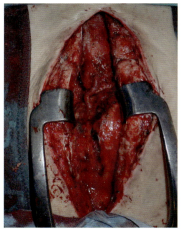

図8　胸骨骨髄炎のデブリードマン
胸骨裏面には大血管や心臓を認めるため，裏面の処理の際には十分に注意が必要である．

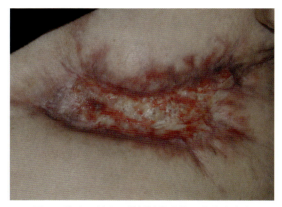

図9　乳癌に対する放射線治療後の瘢痕癌潰瘍
難治のため生検したところ有棘細胞癌であった．

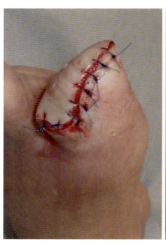
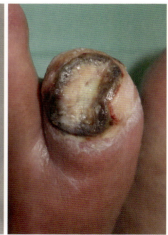

図10　左第1趾糖尿病性潰瘍
末節部の壊死に対して切除，縫縮したが虚血により第2趾側皮弁が壊死した．この後血管内治療となった．

一般的なデブリードマン

- □ "狭義の"外科的デブリードマンを行う際には，壊死組織を含む創面すべてをデブリードマンするべく対象範囲をピオクタニン液で染色すると効果的である（図11b）．
- □ ピオクタニン液は5 mLシリンジなどにシリコン留置針をつけ，少量ずつ創面に垂らす．そのピオクタニン液をシリコン外筒を筆のように用いて塗り拡げると均等に染色しやすい．
- □ ただ表面だけを染色するのではなく，浮いている組織があればその下にもピオクタニン液を広げる（図11d）．
- □ また潰瘍が深化し動脈が露出していないかどうかも確認が必要である．触診で拍動を検索し同定した場合はマーキングするなどして注意する（図11a）．
- □ 染色された組織を鋭匙や水圧式ナイフ，またはメスや剪刀，電気メスを用いて除去する．

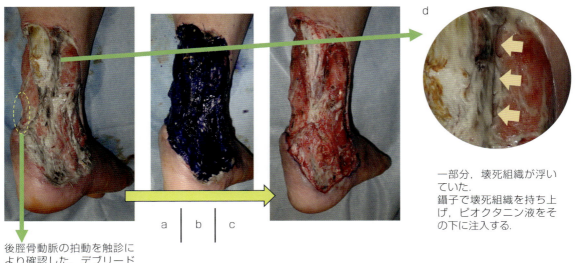

後脛骨動脈の拍動を触診により確認した．デブリードマンの際には十分に注意する．

一部分，壊死組織が浮いていた．
鑷子で壊死組織を持ち上げ，ピオクタニン液をその下に注入する．

図11 50歳代 男性．右アキレス腱付着部周囲の感染を放置し皮膚科で手術を勧められていたが拒否していた．徐々に悪化し発症から7カ月目に当科紹介となり全身性の発熱，採血上炎症反応高値を認め同日緊急手術となった．

足病変のデブリードマン

- □ 感染を伴う足病変においては皮膚表面からの壊死ではなく潰瘍部から腱を介して化膿性腱鞘炎として感染が上行することがある（図12a）．
- □ その場合は潰瘍面からピオクタニン液を注入し，膿瘍腔，染色した腱，腱鞘を同定する（図12b）．
- □ 切除する皮膚も将来的な再建を想定し，可能な限り fillet flap として温存する（図12c）．
- □ 足底を切開する際には神経・血管などの主要構造物を傷つけないようにするため（図13），各足趾から土踏まずを経由して内果方向へ弧を描き曲線の切開線を作図する[4]．
- □ 術中の止血には，アドレナリン注射液（ボスミン®注1 mg/1 mL）を生理食塩水で希釈した液に浸したガーゼを併用すると効果的である．

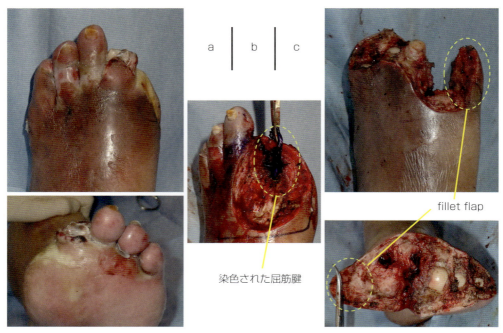

図12 50歳代 男性．糖尿病性足壊疽．第2趾骨露出部よりピオクタニン液を注入し屈筋腱鞘を同定しデブリードマンした．fillet flap を用いて後日第1・2中足骨断端を閉創した．

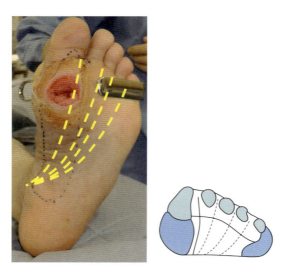

図13 足底の切開方向
(Fisher TK, et al. J Vasc Surg. 2010; 52 (3 Suppl): 72S-5S[4])より改変)

> **まとめ**
>
> - デブリードマンは難治性潰瘍において慢性化した創傷治癒過程を仕切り直し，正常なものとするために非常に重要な処置である.
> - 外来やベッドサイドで行うものと手術室で行うような積極的なデブリードマンがあるが，後者は前者の処置の延長と軽視せず，十分慎重に行う必要がある.
> - デブリードマンを行う際には，将来的な治療計画をしっかりと見据えて治療に望むことが重要である[5].

【参考文献】
1) 市岡　滋，南村　愛. 外科系医師のための『創傷外科』update. 創傷外科各論　慢性創傷　難治性皮膚潰瘍の分類と診断・治療のアルゴリズム. 形成外科. 2008; 51（増刊）: S105-13.
2) 大浦紀彦，波利井清紀. 創傷治療　プライマリ・ケアで対処できる多種多様な"キズ"とその最新知見！慢性創傷. 治療. 2009; 91: 237-42.
3) Malone M, Bjarnsholt T, McBain AJ, et al. The prevalence of biofilms in chronic wounds: a systematic review and meta-analysis of published data. J Wound Care. 2017; 26: 20-5.
4) Fisher TK, Scimeca CL, Bharara M, et al. A step-wise approach for surgical management of diabetic foot infections. J Vasc Surg. 2010; 52（3 Suppl）: 72S-5S.
5) Leaper DJ, Schultz G, Carville K, et al. Extending the TIME concept: what have we learned in the past 10 years?（*）. Int Wound J. 2012; 9（Suppl 2）: 1-19.

〈藪野雄大〉

20 褥瘡再建

考え方

- 皮下に達する褥瘡は治癒に時間を要し，治癒後の瘢痕も再発しやすい．
- 全身状態が悪い高齢患者が多いため，手術は短時間で低侵襲の手技が好ましい．
- 単純縫合をすると高率に創離開をきたすため，局所皮弁が第1選択となる．
- 小〜中程度までの範囲の仙骨褥瘡に対しては植皮は好ましくない．
- 創内の肉芽面と創周囲の瘢痕組織をすべて切除してゆったりとした皮弁で被覆する．

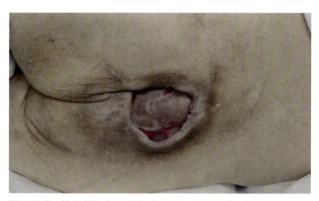

詳細不明．仙骨部褥瘡に植皮がなされ，辺縁に亀裂を認めている症例

- 欠損部を被覆するのみではなく，術後の再発を減らすための再建をすることが望まれる．

中程度の範囲の仙骨部褥瘡の治療

- 手術後の縫合部が荷重部に一致しない方が望ましい．
- 皮弁採取部の縫縮の際に荷重部の皮膚が引き伸ばされない方が望ましい．
    例: 術後日常生活動作の見込みが座位の患者．
        →坐骨部褥瘡のリスクがある．
        →皮弁採取部の縫縮時に坐骨部皮膚の牽引が少ない皮弁が望ましい．

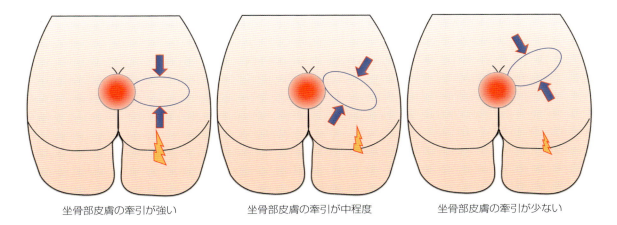

坐骨部皮膚の牽引が強い　　坐骨部皮膚の牽引が中程度　　坐骨部皮膚の牽引が少ない

横転皮弁

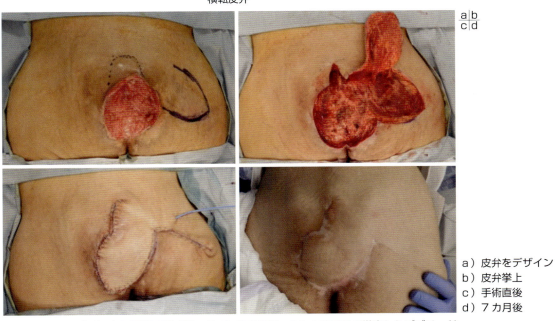

a | b
c | d

a）皮弁をデザイン
b）皮弁挙上
c）手術直後
d）7カ月後

＊手術を2回に分けて初回手術でデブリードマンをするか，もしくは同日の徹底したデブリードマンが必要である．

穿通枝茎島状皮弁（プロペラ皮弁）

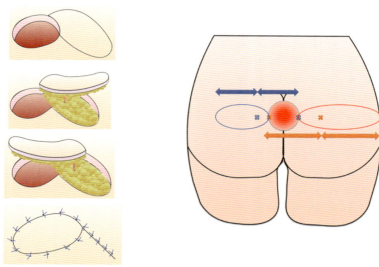

皮弁内に穿通枝を含む必要がある．
皮弁の長軸の長さは穿通枝と欠損の辺縁までの距離で決まる．
→皮弁が長くなってしまうことがある．

穿通枝茎島状皮弁（プロペラ皮弁）

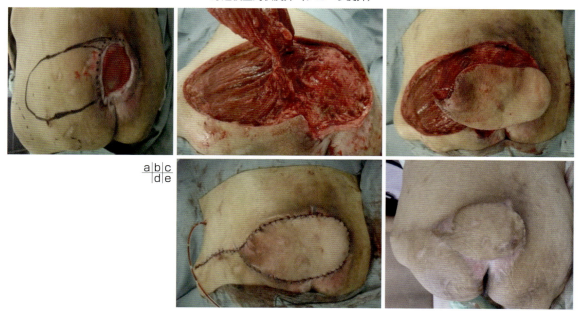

a）皮弁をデザイン，b）皮弁挙上，c）皮弁を回転，d）手術直後，e）術後3カ月
穿通枝は皮弁が無理なく回転可能なところで剝離を終える．剝離しすぎないようにする．

広範囲の褥瘡の治療

□ 創口周囲皮膚の色素沈着の強い部分は切除する．
□ 排膿のために切開した皮膚は後日縫合して残りの皮膚欠損を皮弁で被覆する．

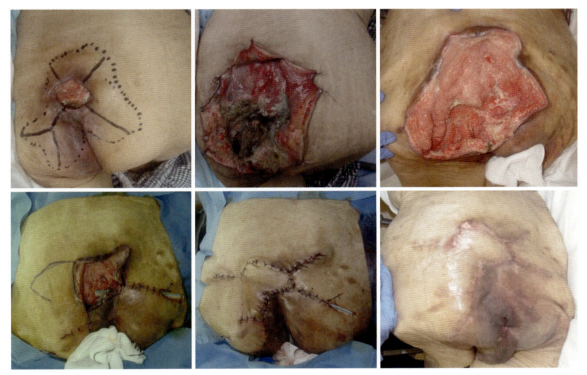

a）多量の膿汁を伴うポケットを認め，切開
b）花弁状固定
c）31日後：抗菌薬の投与と1日2回の洗浄・スルファジアジン銀クリーム外用後
d）37日後：35日後に切開部は縫合している．残存潰瘍にハチェット皮弁をデザイン
e）術直後
f）60日後

a	b	c
d	e	f

□ 創口周囲皮膚の色素沈着の強い部分は切除する．
□ 排膿のために切開した皮膚は後日縫合して残りの皮膚欠損を皮弁で被覆する．
□ 局所皮弁での被覆が困難であれば植皮を行う．

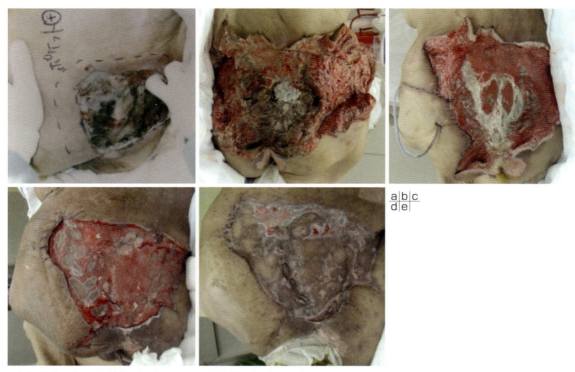

a) 初診時: ポケット被蓋を切除したところ黒色壊死組織と膿汁を認めた．
b) 5日後: 2日後よりポケット切開を適宜行っている．
（石井暢明．慢性潰瘍手術．小川　令，編．形成外科診療・救急外来処置ビギナーズマニュアル．東京: 全日本病院出版会．2021．p.247）
c) 14日後: 切開を追加しながら，感染の落ち着いた部分は閉創を始めている．
d) 46日後: 29日後と39日後にパッチ植皮をしている．
e) 75日後: 全身麻酔可能な状態となったため，仙骨中央部に網状分層植皮をしてほぼ上皮化している．

まとめ

- 手術の場合，局所皮弁が第1選択である．
- 低侵襲で短時間の手術が望ましい．
- 術後の日常生活動作を考慮した皮弁採取部の選択が望ましい．
- 広範囲の場合は一部縫縮と局所皮弁の組み合わせ，または分層植皮を考慮する．

〈石井暢明〉

21 血管腫・血管奇形治療

考え方

□ 従来日本では，血管系のできもの（正しくは脈管異常）はすべて「血管腫」と呼ばれてきたが，その実態には分類によって様々なものが含まれている．

□ 分類を把握して治療方針を決めることが非常に大事なので，まずは安易に「血管腫」と診断するのではなく，その分類を知ろうと努めることが必要である．

□ なぜならば，血管性病変（脈管異常）の中には
「良性/悪性」
「一度治療すれば生涯再発しないもの/治療し切ることは困難で生涯付き合っていくべきもの」
「機能的に問題のあるもの/整容面だけのもの」
などがあり，これにより治療方針も異なり，患者に説明する内容も変わるためである．

＊本書は手術手技に解説に重きを置くものではあるが，本稿では手術を含めた複合的な治療選択についても解説する．

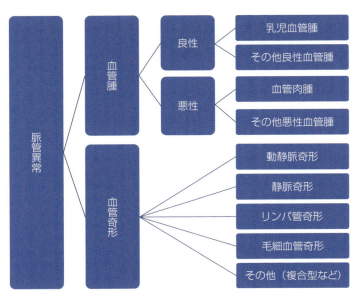

ISSVA 分類に基づく簡易的な脈管異常の分類

	脈管異常	
	血管腫	血管奇形
概念	脈管構成細胞の腫瘍性増殖がある. 発生時期は出生前の場合も出生後の場合もある.	出生前からある先天的な脈管の構造異常. 生涯を通して少しずつ悪化することが多い.
代表的な疾患名	乳児血管腫（良性）， 血管拡張性肉芽腫（良性）， 房状血管腫（良性）， 血管肉腫（悪性）など	毛細血管奇形（単純性血管腫）， 静脈奇形（海綿状血管腫）， 動静脈奇形， リンパ管奇形など
症例写真	乳児血管腫	毛細血管奇形　静脈奇形 （単純性血管腫）（海綿状血管腫）
病理写真	乳児血管腫の HE 像. 増殖した血管内皮細胞が腫瘍を形成する. 血管内腔自体はそれほど広くない.	毛細血管奇形の HE 像. 真皮内毛細血管が拡張・増殖している. 広い血管内腔を認めるが異常細胞増殖はない.
治療方針	**乳児血管腫** ・無治療（自然退縮） ・薬物治療（βブロッカー） ・レーザー治療 ・手術摘出 **その他血管腫** ・手術摘出	**毛細血管奇形** ・レーザー治療 ・手術摘出 **静脈奇形・リンパ管奇形** ・硬化療法 ・薬物療法（シロリムス） ・手術摘出 **動静脈奇形** ・血管内塞栓 ・手術摘出

血管腫・血管奇形の分類概念

- □ 脈管異常の分類においては，ISSVA 分類（The International Society for the Study of Vascular Anomalies）[1]を参照することが基本である．
- □ 従来日本では慣用的な名称が使われてきたが，混乱を招くことから ISSVA 分類病名の日本語訳に今後統一されていくと思われる．
- □ なぜなら「海綿状血管腫」「単純性血管腫」などは実際には腫瘍性増殖しない血管奇形であり，名称と実態に乖離があるからである．

例）いちご状血管腫→「乳児血管腫（infantile hemangioma: IH）」
　　海綿状血管腫　→「静脈奇形（venous malformation: VM）」
　　単純性血管腫　→「毛細血管奇形（capillary malformation: CM）」

- □ 診断は典型的な疾患であれば肉眼的所見，経過から容易だが，非典型的な所見の場合などは造影を含む MRI 検査や，エコー検査などの画像検査が必要なことも多い．
- □ また手術計画を立てる場合など精密な評価が必要な場合には，放射線科に依頼のうえ，血管造影が有用なこともある．

治療

Case 1: 乳児血管腫（初期治療が奏効した例）

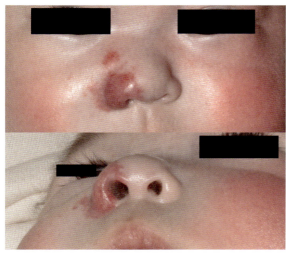

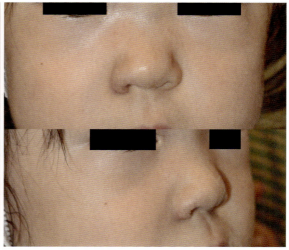

生後 4 カ月．
鼻部の皮下病変を伴う腫瘤型乳児血管腫．
受診時，鼻腔狭窄，鼻涙管閉塞に伴う流涙を認めた．
Nasal tip は，持続する圧排に伴い永続的な軟骨変形をきたしやすい部位でもある．
ヘマンジオルシロップ®（プロプラノロール）3 mg/kg/day および 3 カ月ごとの色素レーザー照射にて治療した．

1 歳 10 カ月．
ヘマンジオルシロップ®（プロプラノロール）内服を 6 カ月間継続し，中止後もリバウンドがなかったため残存病変に対し，レーザー照射のみを継続した．
明らかな軟骨変形や表在皮膚の性状変化を認めず，良好な整容的結果を得た．
なお，瘢痕性変化によると思われる鼻涙管閉塞は乳児血管腫退縮後も持続したが，眼科による鼻涙管開放術により改善した．

Case 2: 乳児血管腫（初期治療が奏効せず手術に至った例）

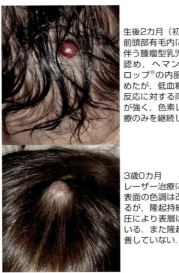
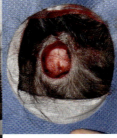
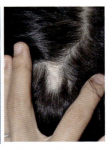
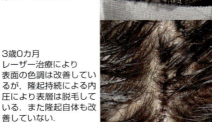

生後2カ月（初診時）
前頭部有毛内に崖効果を伴う腫瘤型乳児血管腫を認め，ヘマンジオルシロップ®の内服開始を勧めたが，低血糖などの副反応に対する両親の不安が強く，色素レーザー治療のみを継続した．

3歳0カ月
レーザー治療により表面の色調は改善しているが，隆起持続による内圧により表層は脱毛している．また隆起自体も改善していない．

3歳2カ月
これ以上の改善は乏しいと思われ，患児の社会生活が始まる幼稚園入園をきっかけに手術摘出した．帽状腱膜下にて摘出し，層々縫合行い単純閉鎖した．

4歳10カ月（術後1年半）
頭皮の強い皮膚緊張により成熟後の瘢痕が引き延ばされ，脱毛部位が残存している．平坦となり普段は髪の毛で隠れるため，現時点では早期の治療希望は患児，両親共にない．今後希望があれば，切除および局所皮弁にて再建予定である．

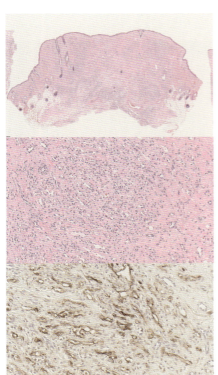

上段: HE 弱拡大，隆起部は脱毛している．
中段: HE 強拡大，血管内皮細胞の腫瘍性増殖を認める．
下段: GLUT1 染色，血管内皮に陽性．その他の血管腫では陰性となるが，乳児血管腫では，増殖期，退縮期を通じて陽性となることが知られており，病理での血管腫鑑別に有用である．

Case 3: 毛細血管奇形〔レーザー治療が奏効した例(小児)〕

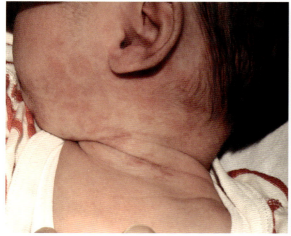

生後 1 カ月.
左下顎部から頸部にかけての毛細血管奇形(単純性血管腫).
初診時よりエムラ® クリームによる局所麻酔下に,3 カ月ごとの色素レーザー照射にて治療した.

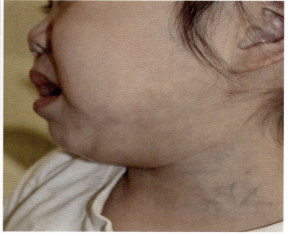

3 歳 1 カ月.
レーザー治療を 12 回施行し,色調はかなり改善した.明らかな合併症は認めなかった.
毛細血管奇形の場合は 5〜10 年スパンで色調の増悪,再燃があることが知られている.
また完全な色調の改善は困難とされており,薄いカバーマークで隠れる程度,フラッシュ付きの写真撮影で目立たない程度が治療目標とされているため,この点を患者および家族に十分説明し,理解を得ておくことが重要である.

Case 4: 毛細血管奇形〔レーザー治療が奏効した例(成人)〕

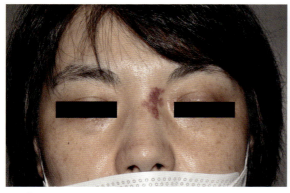

47 歳.
生来認める左鼻背の毛細血管奇形(単純性血管腫).
生来未治療とのことだった.
初診時よりエムラ® クリームによる局所麻酔下に,3 カ月ごとの色素レーザー照射にて治療した.

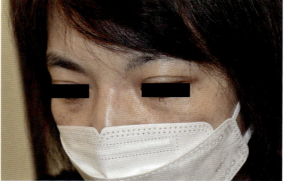

48 歳.
レーザー治療を 4 回行ったところ,ほぼ病変は目立たなくなった.
このように,レーザー治療は幼少期の方が奏効率が高いと言われることもあるが,成人例でも未治療病変の場合はかなり改善が期待できることが多い.

Case 5: 毛細血管奇形（レーザー治療が奏効せず手術に至った例）

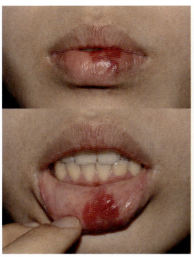 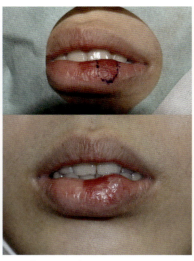 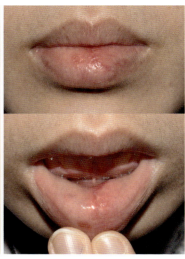

18歳.
生来認める下口唇赤唇の毛細血管奇形（単純性血管腫）.
生来未治療とのことだった.
初診時よりリドカイン®テープによる局所麻酔下に，3カ月ごとの色素レーザー照射にて治療したが，3回行ったものの効果は得られなかった.
赤唇の色素レーザー治療は本来の唇の赤い色調が失われ，余計目立つことがあるとされるため，標準出力より弱い出力で照射することが必要であり，血管病変に対する奏効が得られないことも多い.

レーザー治療が奏効しないため，手術摘出を行う方針とした.
下口唇は 1/3 までの切除は変形をきたさないとされる[2]が，局所麻酔下での治療希望でもあり，2回の分割切除にて治療を行った.
vermillion border にかかる創となった場合，縫合時にこれがずれると目立つため，なるべく vermillion border にかからない創となるようデザインした.

2回目の手術後6カ月.
粘膜部であることもあり，創部は良好に成熟しており目立たない.
血管病変もほぼ完全摘出されており，特に dry lip では目立たない.
下口唇の形態も問題ない.

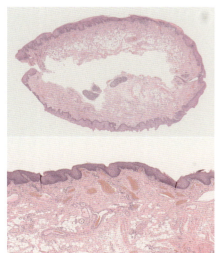

上段: HE 弱拡大.
口唇粘膜を外側の dry lip から内側の wet lip にかけて切除した.

下段: HE 強拡大.
真皮網状層に血管径の拡大した毛細血管の増加を認める.
毛細血管奇形の像である.

Case 6: 静脈奇形（硬化療法例）

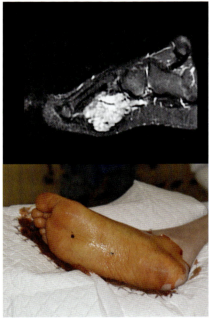
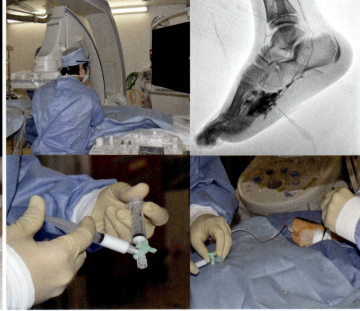

11歳，MRI STIR像．
左足底の筋肉内静脈奇形があり，歩行時の疼痛を訴える．
皮膚上からの肉眼所見では異常所見を認めず，診断のためには画像検査は必須である．
静脈奇形は，生来あり，緩徐な増悪傾向があるため，深部病変は小児または成人期に診断されるが，発生時期は不明であることが多い．
整容面で目立つ場合と機能面で支障をきたす場合（主に疼痛）に治療適応がある．
本症例は疼痛のため治療を行うが，深部病変であり手術操作および瘢痕により歩行時の疼痛が増悪する可能性があるため，硬化療法を選択した．

実際の治療の様子．
小児の場合は全身麻酔，成人の場合は局所麻酔で処置が可能である．
透視室もしくは透視の可能な手術室にて，超音波ガイド下に穿刺を行う．
硬化剤注入前に病変内腔に造影剤を注入して（DSA），流出静脈の位置や流速，正常な血管を穿刺していないか，周囲の正常組織に注入液が漏れ出さないか，などを確認する（simulation cavernogram）．
流出静脈が見られた場合には，適宜綿球圧迫などにて用手的に閉塞し，硬化剤を病変内に留める工夫を行うこともある．
硬化剤には無水エタノール，オレイン酸モノエタノールアミン，ポリドカノールなどがあり，前者であるほど治療効果が高いが周囲の組織障害のリスクも上がるとされており，症例に応じて適切な硬化剤を選択する．

1	2
3	4

1. 治療中の様子
2. Simulation cavernogram
3. ポリドカノールをTessari法に準じてポンピングし，フォームを作成
4. 流出静脈を圧迫閉塞させながら，硬化剤を注入

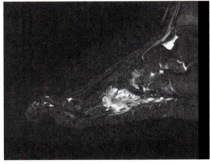
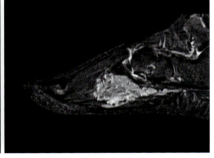

硬化療法後5カ月．MRI STIR像．
病変は縮小し，本人の疼痛は改善した．
硬化療法は病変の消失を目指すというよりも，低侵襲に症状の改善を目指す治療であり，複数回の治療が必要となることも多い．

硬化療法後2年．MRI STIR像．
疼痛再燃したとのことで再来院．
再度硬化療法を行うこととなった．
血管奇形は手術でも硬化療法でも再発することが多いため，このように生涯を通してどのように病変と付き合っていくかを慎重に検討することが必要である．

Case 7: 静脈奇形（皮膚菲薄化していた例）

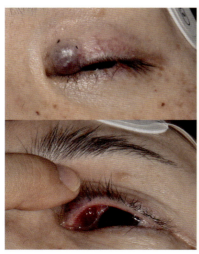
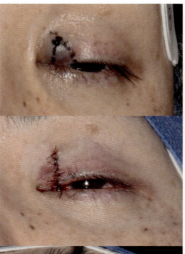
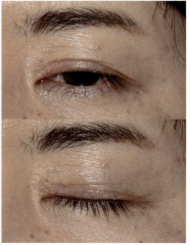

48歳.
数年前より徐々に出現したという上眼瞼の静脈奇形.
この他に舌，下口唇などの多発するブルーベリー状の1cm大の類似の血管腫が多発しており，青色ゴムまり様母斑症候群（blue rubber bleb nevus syndrome）と診断した.
上下部消化管内視鏡検査を定期的に行い，消化管病変は適宜治療している.
上眼瞼病変は眼瞼結膜にも病変を認める. 全層性であり，皮膚菲薄化も認めたため，硬化療法ではなく，手術摘出方針とした.

上眼瞼を全層性に縦に楔状切除し，層々縫合行った.

術後3カ月.
眼瞼であることもあり，創は明らかな異常瘢痕を残さずに成熟した.
重瞼線にも乱れを認めず，左右差も目立たず経過は良好である.

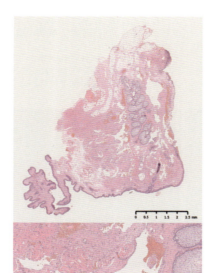

上段: HE弱拡大.
　左側が皮膚側（紫色の角化表皮を伴う），右側が結膜側（非角化表皮）. 下方に睫毛を認め，上眼瞼の全層切除検体である.
下段: HE強拡大.
　一層の扁平な内皮細胞からなる血管壁の中に，赤血球が充満している.

Case 8: 動静脈奇形（レーザー治療を行ったが奏効せず画像検査で発見された例）

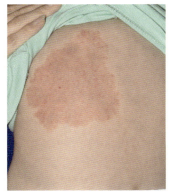

0歳10カ月.
出生時からあるという左背部の平坦な紅色病変にて受診.
色調が通常の毛細血管奇形と比較してやや不均一であり，典型的なピンク色というよりはややオレンジがかった色調であったが，毛細血管奇形に矛盾しない所見と思われたため，3カ月ごとの局所麻酔下の色素レーザー治療を開始した.

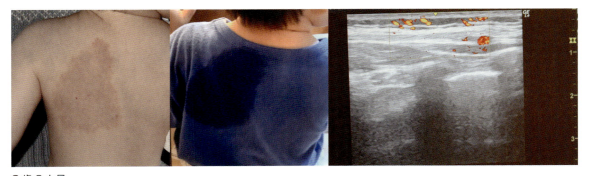

2歳6カ月.
レーザー治療を継続しても，病変は一向に改善しなかった.
また母から「この部分にだけ汗をかいてしまい，日常生活に支障がある」との訴えがあり，通常の毛細血管奇形とは思われず，エコー検査行ったところ，皮下脂肪組織から深部筋層にまでカラードプラにて血流を認め，AVM-CM（動静脈奇形＋毛細血管奇形，複合型病変）の疑いが強まり，鎮静下造影MRIを施行した.

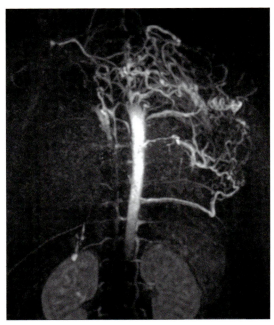

造影MRIにて皮下組織を主座とするflow voidを認め，high-flow typeの脈管奇形と思われた.
MRAでは複数の肋間動脈が供血路となっており，部分的にvenous sacに相当すると思われる静脈拡張を認めた.
AVM-CM（Schöbinger分類Ⅰ型）の診断.
現在は経過観察中であるが，今後病期が進行した場合には，動脈塞栓の上，一部摘出手術などが必要になる見込みである.

まとめ

- 血管腫・血管奇形の治療ではまず分類が必須である.

- 特に自然退縮する血管病変（乳児血管腫など）は過剰な治療を行わない.
  逆に合併症を伴いうる血管病変〔乳児血管腫特殊型（例: PHACES 症候群）や
  毛細血管奇形特殊型（例: Sturge-Weber 症候群）など〕では血管病変のみに注
  目せず，適切な検索を行う.

- 手術以外の非侵襲的治療選択（薬物治療，レーザー治療，血管内治療）が可能な
  場合は，積極的に検討する. 自科のみで治療困難な場合は，総合病院であれば他
  科コンサルトを行う.

- 特に血管奇形の場合には，治療後の再発はよくあるので，そのように患者説明
  を行うことが必要である.
  再発前提とすれば診断時にすぐ治療することが患者にとって有益ではなく，適
  切な経過観察が良いことも多い.
  例えば外陰部の毛細血管奇形（5〜10 年で再発するため乳児期に発見しても
  レーザー治療しない）や，整容的に目立たず，疼痛もない静脈奇形，Schöbinger
  分類 I 期の動静脈奇形などは，症状が悪化した時に治療を考慮する方が良いこ
  ともある. 侵襲的な治療であれば尚更である.

- 血管性病変は乳児期〜青年期〜成人期と変化していくことが多く，ライフス
  テージに合わせた治療が必要となる.
  女性ホルモンの影響で悪化することも多いため，第二次性徴期や女性の場合は
  妊娠出産で悪化することもある.
  一時的な治療のみならず，患者の生涯に寄り添う気持ちで治療方針を決定する
  ことが必要である.

【謝辞】

Case 6 症例は当院の血管病変の画像読影および血管内治療にいつも携わっていただいている日本医科大学武蔵小杉病院放射線科・安井大祐先生に治療および内容のご監修をいただきました.

この場をお借りし，感謝申し上げます.

【参考文献】

1）https://www.issva.org/UserFiles/file/ISSVA-Classification-2018.pdf（Last accessed on 21st Dec, 2023）
2）Nelligan PC, Rodriguez ED, Losee JE. Plastic surgery: Volume Three: Craniofacial, Head and Neck Surgery Pediatric Surgery. 3rd ed. 2013. p.254-77.

〈西本あか奈〉

22 肥厚性瘢痕・ケロイド保存的治療

診断

- □ 腫瘍ができた原因，部位，硬さ，形状から肥厚性瘢痕・ケロイド以外の除外が重要である．
- □ 熱傷などの明確な原因などがない場合は，他疾患を疑う必要がある．
- □ 発赤，硬結の程度では判断が難しい場合があるため，迷ったら incisional biopsy を検討する．

CASE 1

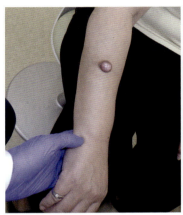

45歳女性．前腕の硬性線維腫

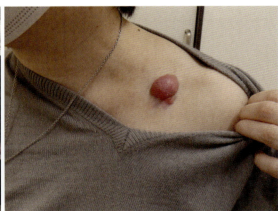

49歳女性．鎖骨部の隆起性皮膚線維肉腫（DFSP）

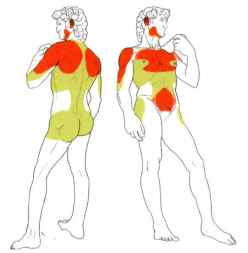

ケロイドの好発部位（赤: 高頻度, 黄: 中頻度）

- 「ケロイドの好発部位＝高張力部位」であり，その部位を熟知する必要がある．
- 保存的治療に対して反応が悪ければ，他の疾患を念頭に置く必要がある．

保存的治療が良いか，手術的治療が良いか

- □ 臍部・耳垂などにできた有茎性ケロイドは張力がかかりやすく，保存的治療が効きにくいため，手術を検討する．
- □ 囊腫などを含んだ感染を繰り返すもの，拘縮のあるケロイド・肥厚性瘢痕は手術の絶対的な適応である．
- □ ケロイドが小さい場合や，尋常性ざ瘡から発生し，周囲にざ瘡が新生している場合は保存療法が好ましい．
- □ 小児の場合，成長とともに手術部位が爆発的に悪化する場合があるため，手術適応は慎重に判断する．

CASE 2

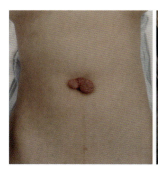
内視鏡後の臍部ケロイド

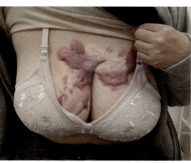
囊腫感染を繰り返すケロイド

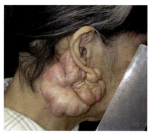
ピアス後の耳部ケロイド

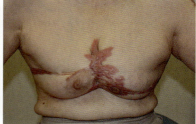
拘縮を伴うケロイド

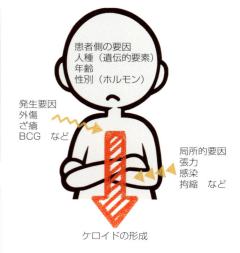

- 感染，力学的刺激などの「局所的要因」が加わっているときは，手術加療を選択する．
- 拘縮・感染を除去するような部分的な手術を行い，その後保存的加療に移行することも検討する．

保存的治療の選択肢

- まずは，①内服（リザベン®，NSAIDs など），②外用・テープ（保湿剤，シリコンジェルシート，ステロイド外用・テープ）である．
- ①②で十分でない場合，③ステロイド局所注射を行う．
- 保険適応外の治療として国内で多く行われているのは，凍結療法，レーザー治療があり，①②③で効果が足りない場合考慮する．

CASE 3

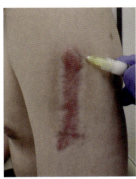
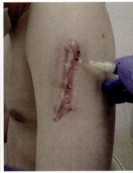
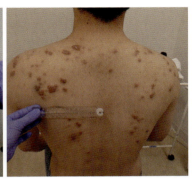

- ステロイド局所注射（ケナコルト®）は，斜め横から硬結部位に注入していく．
- 圧が逃げたら皮下に漏れている可能性があるため，注入を中止して他の部位に刺し替える．皮下に漏れた場合，長らく続く周囲正常皮膚の皮下脂肪の萎縮から陥凹をきたすため要注意である．
- 尋常性ざ瘡のある患者に使用した場合，使用した部位以外にもざ瘡の悪化を認める場合がある．上記のような患者には，ケロイドの数を増やす可能性があるため，十分なざ瘡の治療を行わない限り，ステロイド局注は行うべきでない．

CASE 4

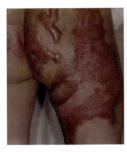
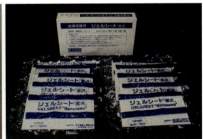

熱傷後肥厚性瘢痕　　シリコンジェルシート使用　　シリコンジェルシート
　　　　　　　　　　　　　4カ月後　　　　　　　（原沢ジェルシート®）

- シリコンジェルシートは乾燥や摩擦などの刺激から患部を保護する効果があり，肥厚性瘢痕に使いやすい．
- 毎日剥がし，粘着面を石鹸水などで洗浄したのちに乾燥させて再利用する．
- 重さがあり，汗ではがれやすく，小児には使用が難しい場合がある．

ステロイドテープ（エクラー® プラスター）の使い方

- □ 尋常性ざ瘡から発生したケロイドに使用すると，ざ瘡が悪化し，ケロイド新生を促してしまうことがある．
- □ 尋常性ざ瘡の治療を十分に行ってから，ケロイド部分にのみ使用する．
- □ 小児，可動部位においては，下記のように追加でフィルム材やテープで覆うと使用しやすい．

CASE 5

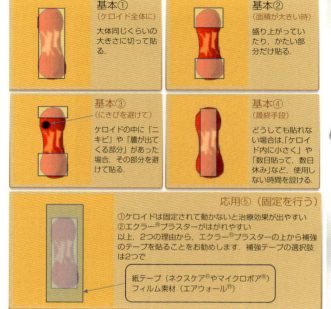

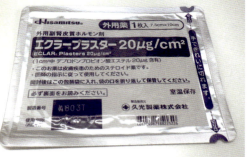

デプロドンプロピオン酸エステル（エクラー®）プラスター

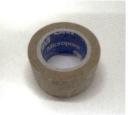

不織布紙テープ

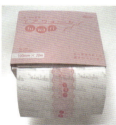

フィルム材

- 毎日交換することで表皮剝離が起こり続けられないことが多い．こういった場合は，3～5日おきの交換にする．
- 紙テープを瘢痕より長めに貼ると，減張効果が期待できることがあり，テープの効果を高めることができる．
- ステロイドテープ，フィルム，紙テープと3層に貼付して使用することもできる．

レーザー治療

- □ pulsed dye レーザー（PDL）が一般的であるが，Nd:YAG レーザーなどの赤をターゲットにした機種も使用できる．
- □ 紫斑を認めるほど強いエネルギーで照射した場合，悪化する場合があるため，エネルギーは低い設定で良い．

□ PDLは，φ10 mm，3〜5 J/cm², 0.45〜1.5 msec の設定で行う．
□ レーザー照射後，1〜2日はステロイドテープ貼付などの刺激は避ける必要がある．

CASE 6

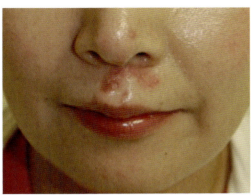
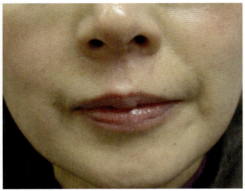

上口唇外傷性肥厚性瘢痕の治療開始前（左），18カ月後（右）
Nd: YAG レーザー φ5 mm, 50〜75 J/cm², 20〜30 msec の設定で，1〜2カ月毎に治療を行った．

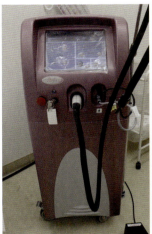
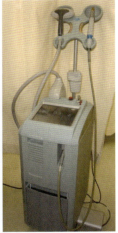

PDL（Candela 社）　　　Nd: YAG レーザー
　　　　　　　　　　　　　（Cutera 社）

- 発赤が強い場合，水疱形成を起こす場合があるので，初回のエネルギー設定に注意が必要である．

拘縮の解除

□ 治療が進んでも，中央部に拘縮があると，運動のたびに瘢痕の両端に張力がかかるため，治療が停滞することがある．
□ 拘縮が強い部分の周囲正常皮膚に局所麻酔を注射し，瘢痕の横から18G針を刺入して，瘢痕の下から突っ張っているコラーゲン束を切離する．
□ その際に，決して表面に針先が出ないように注意する．

CASE 7

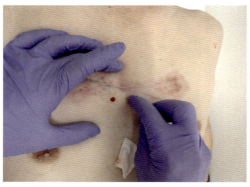
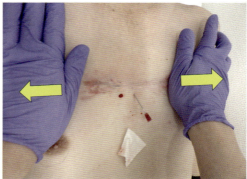
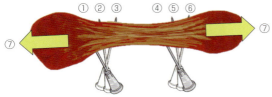

局所麻酔薬を周囲に注射し，拘縮が強い部分の近くの正常皮膚より，18 G 針を刺入する．1 カ所の刺入から，3 方向程度のケロイド下拘縮を 18 G の針先で切離する．同様に，2〜3 カ所の刺入点から同様の切開を行う（①〜⑥）．その後，両手で瘢痕を広げて引き延ばしたり（⑦），まだ切れてない部分を確認する．

- 18 G の先端を刀のように使って，コラーゲン束が切れると，瘢痕が明瞭に広がる．
- 施術後，抗菌薬入り軟膏と厚めのガーゼで患部をしっかりと圧迫する．

まとめ

- 治療前に診断をしっかり行い，瘢痕の感染，拘縮，範囲，症状，年齢を総合的に判断して，治療の方向付けをしっかりと行う．
- ステロイド局所注射を行う場合通院間隔は 1〜3 カ月であり，それより長い場合はステロイド局所注射の効果が薄れてしまう．
- ケロイド・肥厚性瘢痕の保存的加療は常に尋常性ざ瘡との戦いであり，ざ瘡治療を併用しながら，ステロイド局注やステロイドテープの使用のバランスに気を付けて治療を行う．

〈赤石諭史〉

23 | 肥厚性瘢痕・ケロイド手術治療

考え方

1 手術適応の基本は，保存的治療に抵抗する場合

□ 瘢痕拘縮を認める.

□ 感染を繰り返す.

□ 有茎性のもの.

□ 耳と臍のケロイド（保存的治療に抵抗することが多い）.

□ 整容的に目立つ.

2 真皮の緊張を軽減する縫合方法を用いる

□ 創部真皮の緊張を軽減するような縫合法（浅・深筋膜縫合法[1]）.

□ 瘢痕の方向が緊張が強い方向であれば，それを分断するためにZ形成術など追加.

3 再発予防目的の後療法が重要

□ 放射線治療（電子線が広く使用されている. 部位別プロトコルが推奨される[2,3]）.

部位別プロトコル　①前胸部・肩甲部・恥骨部: 20 Gy/4 分割/4 日間

②耳垂: 10 Gy/2 分割/2 日間

③その他: 15 Gy/3 分割/3 日間

□ ステロイド外用治療（エクラー® プラスター，ケナコルト®）.

□ 瘢痕進展予防（テープ固定）.

瘢痕拘縮を認めるケロイドの治療

□ 手術治療の適応.
□ ケロイドを切除して拘縮を解除.
□ 後療法（再発予防）併用：①放射線治療，②抜糸後早期からのステロイド外用治療.

Case 1: 頸部皮下腫瘍摘出術後ケロイドおよびそれに伴う頸部瘢痕拘縮

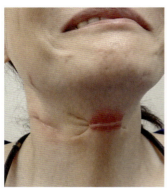
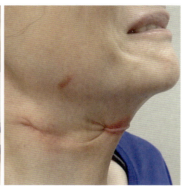

術前

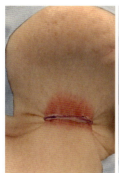
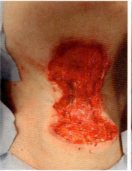
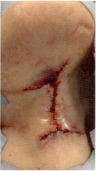
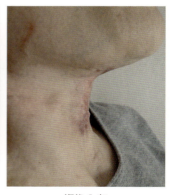

術中

術後1年
抜糸後早期からステロイド外用治療開始し，継続中

耳介ケロイドの治療

- 基本的には，手術治療．耳垂ケロイドは楔状切除，耳介軟骨部ケロイドはくり抜き法．
- できるだけ，正常皮膚を残して耳介変形を最小限にする．
- 後療法（再発予防）併用：
    - ①放射線治療（耳垂: 8 Gy/1 Fr/1Day，軟骨部: 15 Gy/2 Fr/2Days）．
    - ②抜糸後早期からのステロイド外用治療．
- 縫合は，表皮縫合のみ．

Case 2: ピアスケロイド（耳垂と耳介軟骨部）．術後放射線治療併用

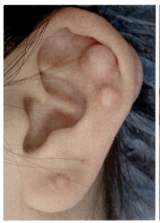
術前

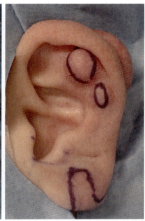
切除デザイン
耳垂は楔状切除，耳介はくり抜き法

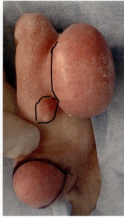

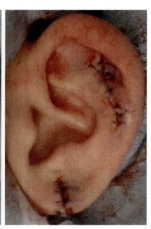
縫縮

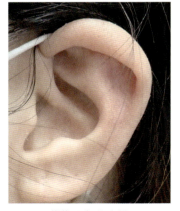
術後1年6カ月

前胸部ケロイドの治療

□ 手術適応: 大きなケロイド，感染を繰り返すケロイド．
□ 術後放射線治療を併用する（18 Gy/3 Fr/3Days）．
□ 縫合は，深筋膜で創を寄せてから，真皮縫合，表皮縫合

Case 3: 術後ケロイド: 感染を繰り返して保存的治療に抵抗．術後放射線治療併用

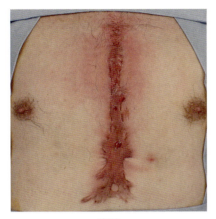

術前

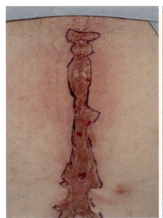

切除デザイン

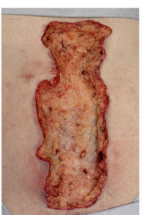

切除した状態

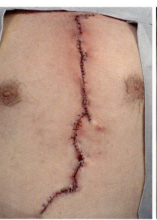

縫縮

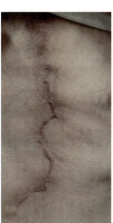

術後1年6カ月

- □ 手術適応: 保存的治療に抵抗する部分.
- □ 術後放射線治療を併用する（18 Gy/3 Fr/3Days）.
- □ 縫合は，深筋膜で創を寄せてから，真皮縫合，表皮縫合
- □ 前胸部は横方向に緊張がかかるため，Z形成術を追加.

Case 4: ざ瘡後ケロイド: 両端が保存的治療に抵抗. Z形成術追加. 術後放射線治療併用

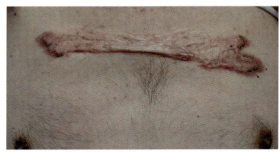

術前

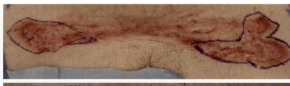

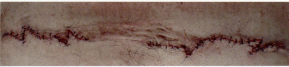

上: 切除デザイン
下: 3カ所Z形成術を入れて横方向の緊張を分断

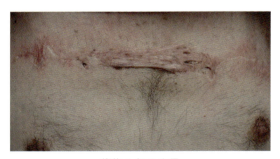

術後1年6カ月

肩甲部ケロイドの治療

- □手術適応：大きなケロイド，感染を繰り返すケロイド，きのこ型（有茎）ケロイド．
- □術後放射線治療を併用する（18 Gy/3 Fr/3Days）．
- □縫合は，深筋膜で創を寄せてから，真皮縫合，表皮縫合．

Case 5: ざ瘡後ケロイド：大きく一部きのこ型のケロイド．術後放射線治療併用

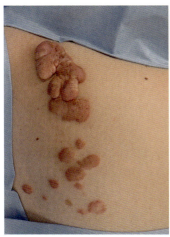
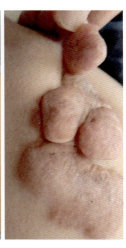

術前

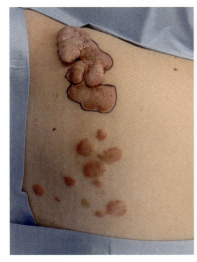

切除デザイン

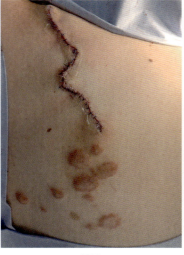

縫縮

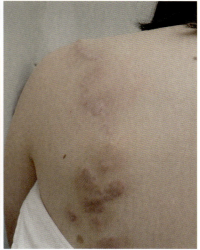

術後1年6カ月

下腹部ケロイドの治療

- □ 手術適応: 大きなケロイド，感染を繰り返すケロイド，キノコ型（有茎）ケロイド．
- □ 術後放射線治療を併用する（18 Gy/3 Fr/3Days）．
- □ 縫合は，深筋膜で創を寄せてから，真皮縫合，表皮縫合．

Case 6: 術後ケロイド: 感染繰り返すキノコ型（下部）のケロイド．術後放射線治療併用

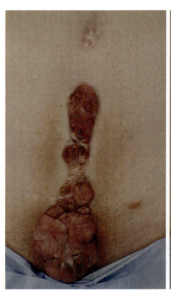
術前

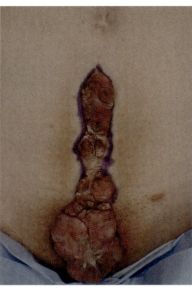
切除デザイン

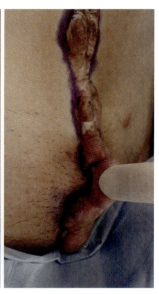

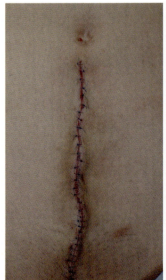
縫縮

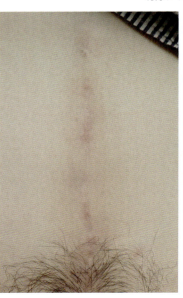
術後1年6カ月

23 ● 肥厚性瘢痕・ケロイド手術治療

臍部ケロイドの治療

- □ 基本的には，手術治療＋術後放射線治療．
- □ できるだけ，ケロイド下に埋入している正常皮膚（➡）を残して臍窩形成に利用．
- □ 放射線治療（18 Gy/3 Fr/3 Days）．

Case 7: 腹腔鏡手術後ケロイド: 感染繰り返す．術後放射線治療併用

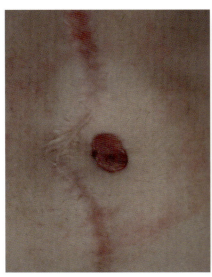
術前

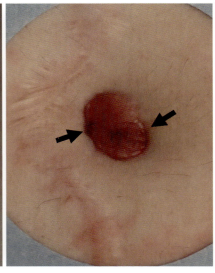
臍窩の正常皮膚がケロイド下に残存

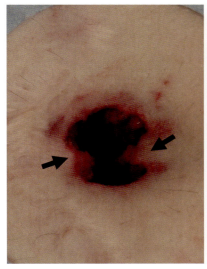
臍窩の正常皮膚を残してケロイド切除

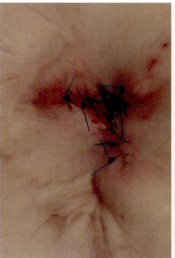
縫合

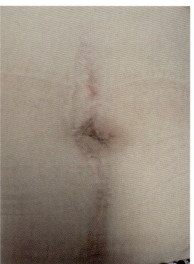
術後 1 年 6 カ月

> **まとめ**
>
> ● エクラー® プラスターなどを用いた保存的治療に抵抗する場合，手術治療を考慮する．
>
> ● 瘢痕拘縮を伴うケロイド，耳・臍部のケロイド，キノコ状のケロイド．感染を繰り返すケロイドは手術適応である．
>
> ● 皮膚真皮に緊張がかからないような縫合法を行う．
>
> ● ケロイドは，手術単独治療では高率に再発するので，術後の後療法が必要であり，放射線治療やステロイド外用治療を適宜選択して，約2年程度の経過観察を行う．

【参考文献】

1) 小川　令. 整形外科医が知っておくべき皮膚・皮弁手術. 傷あとをきれいにするための縫合・切開の基本. 整形外科 Surgical Technique. 2022; 12: 146-51.
2) 日本放射線腫瘍学会. 放射線治療計画ガイドライン 2016 年版. 東京: 金原出版; 2016. p.375-9.
3) Ogawa R, Miyashita T, Hyakusoku H, et al. Postoperative radiation protocol for keloids and hypertrophic scars: statistical analysis of 370 sites followed for over 18 months. Ann Plast Surg. 2007; 59: 688-91.

〈土佐眞美子〉

24 性別不合，性同一性障害

考え方

□ 性同一性障害（gender identify disorder: GID）として一般的に広く知られているが，ICD-11 で性別不合（gender incongruence: GI）に名称変更されている．

□ GID・GI 治療は精神的治療，身体的治療（ホルモン治療，外科的治療）と多岐にわたるため，複数の診療科が協力して行っている．

□ 生まれた性別と性自認が異なる場合，自分の意思・努力で性自認は変更できるものではない．そのため，性別適合手術などによって身体を望む性に近づける．

□ 2 名以上の精神科医による性同一性障害の診断確定を受け，適応判定会議での承認を得た患者が性別適合手術*を受けることができる．

*乳房切除術，外陰部女性化手術，子宮卵巣摘出術など

性別不合に対する外科的治療

■1 Female to Male（FTM），Transman に対する手術

乳房切除術，乳頭縮小術

□ 乳房切除術は，乳腺を摘出し男性的な胸壁を作成する．乳頭縮小術は希望する患者に一期的または二期的に行われることがある．

尿道延長術

□ 陰茎形成を行う前段階の手術であり，尿道開口部を腹側に移動させる手術である．

ミニペニス術

□ 陰核を腹側に移動し，尿道を作成することで，陰茎の役割をする．立位により排尿を希望する患者に行われる．

陰茎形成術

□ 皮弁を用いて陰茎を作成する．遊離前腕皮弁や有茎前外側大腿皮弁を用いる方法が主流である．

■2 Male to Female（MTF），Transwomen に対する手術

外陰部女性化手術

□ 陰茎，陰嚢を切除し女性型の外性器を形成する．

造腟術

□ 性交渉を希望する患者に行われる手術であり，皮膚や腸管を用いて腟を作成する．

顔面女性化手術

□ 骨切り術などで女性らしい丸い顔面の形を整形する．

その他: 喉仏形成, 音声女性化手術, 豊胸術など

乳房切除術（乳輪下半周切開）

□ 乳房が小さいアジア人は約9割で乳輪下半周切開などの小切開から乳腺摘出を行う.
□ 乳房が大きく下垂が高度である場合は皮膚の切除も必要なため乳房切断術を行う.
□ 狭い視野から摘出するため, 皮膚の損傷や術後血腫などに留意が必要である.

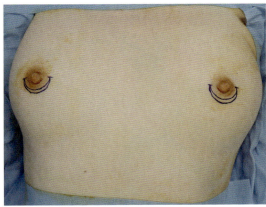

乳輪下に切開線をデザイン

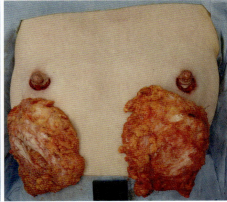

乳腺を摘出

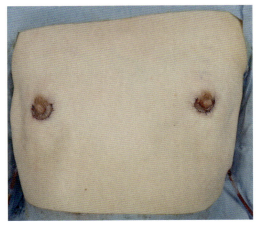

ドレーンを挿入し皮膚を縫合

陰茎形成術（有茎前外側大腿皮弁）

□ 事前に手術で尿道延長術を行い尿道口の位置を腹側へ移動，延長させておくことが必要である．

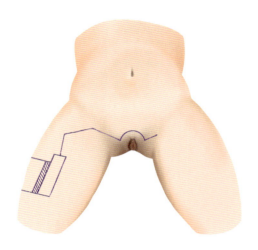

皮弁のデザイン

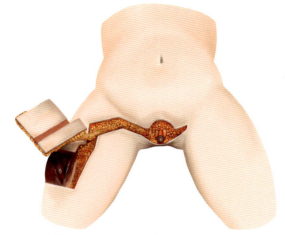

皮弁を挙上し，ロール状に縫合し尿道・陰茎を作成．
元の尿道口と作成した尿道が繋がるように配置する．

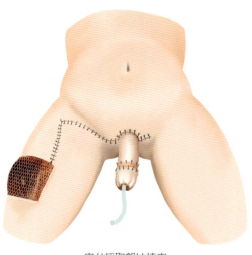

皮弁採取部は植皮

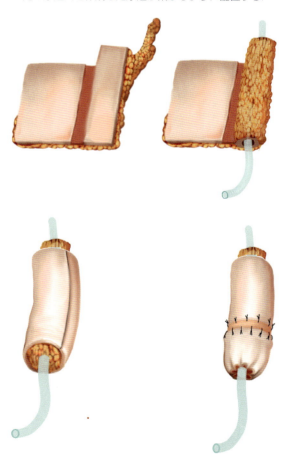

外陰部女性化手術

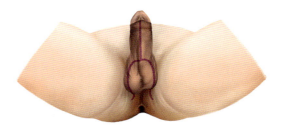

皮膚切開のデザイン．
陰茎の皮膚を切開し肉様膜上で剥離する．

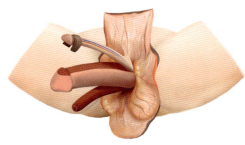

亀頭の一部を陰核として使用するために，白膜上で動静脈・神経とともに挙上する．
陰嚢内の精巣を摘出する．
陰茎を基部で切断し新しい尿道口を作成する．

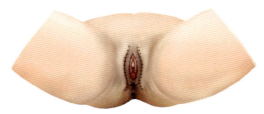

陰嚢・陰茎の皮膚を用いて大陰唇・小陰唇を作成する．

まとめ

- 治療方針についてはベネフィットだけでなく，リスクや合併症をよく理解してもらい，どの治療・手術を受けるかを相談し決定していく．
- トランスジェンダー関連手術で乳房切除術が最も行われている．
- 性別適合手術は患者にとって生活の質の向上のために重要な手術である．
- 現時点ではホルモン治療が自費診療のため，混合診療の観点から一部の治療のみが保険適用で行われている．
- 戸籍の性別変更には生殖機能をなくす手術要件が含まれていたが，2023年10月に最高裁で「強度な身体的侵襲」として違憲と判断された．これにより性別変更のために生殖腺を摘出する手術は不要となった．

〈中村加奈恵　櫻井　透〉

25　上眼瞼手術

眼瞼下垂，皮膚弛緩症の2疾患につき記載する．

考え方

□ 眼瞼の手術では，眼瞼のみではなく外眼部全体が動くことを理解する．
□ 眼瞼の手術では，機能改善と同等に整容的配慮も重要であることを理解する．

1 上眼瞼疾患で使用するチャート（村上式チャート）

		R	L
① PA（palpebral aperture）	瞼裂高		
② PTS（pretarsal show）	開瞼時重瞼幅		
③ MRD（margin reflex distance）	瞼縁角膜反射間距離		
④ LF（levator function）	挙筋機能		
⑤ BH（brow height）	眉毛高		
⑥ LL（lid length）	眼瞼長		
⑦ LC（lid crease）	重瞼線高		

※筆者独自の定義であり造語も含まれる．
※本稿でのMRDは上眼瞼縁角膜反射間距離（MRD-1）のことを指し，下眼瞼縁角膜反射間距離（MRD-2）ではない．

（村上正洋．PEPARS．2020; 160: 1-11[1]）より引用）

2 測定方法

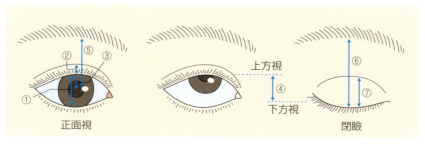

（村上正洋．PEPARS．2020; 160: 1-11[1]）より引用）

①瞼裂高: 正面視での上下眼瞼縁間の距離
②開瞼時重瞼幅: 開瞼時の二重の幅

③瞼縁角膜反射間距離: 上眼瞼縁と角膜反射間の距離

④挙筋機能: 眉毛を固定した状態で上下方視したときの瞼縁の移動距離

⑤眉毛高: 角膜反射と眉毛下縁の距離

⑥眼瞼長: 閉瞼した状態で指で軽く眉毛を引き上げ皮膚の弛緩を取り除く. その状態での瞼縁と眉毛下縁の距離

⑦重瞼線高: ⑥と同様の状態での瞼縁と重瞼線の距離

3 村上式チャートの記載方法

	R	L
PA	5	6 (8)*1
PTS	3	0↓*2
MRD	1	0.5 (2.5)*3
LF	13	5
BH	26	16
LL	32	38/35*4
LC	8	(10) (13)*5

*1 6 (8): 見かけ上の PA（下眼瞼縁から上眼瞼縁を越えて下垂した皮膚の下端までの長さ）は 6 mm であるが, 余剰皮膚をピンチすると実際の PA（下眼瞼縁から真の上眼瞼縁までの長さ）は 8 mm である状態.

*2 0↓: 二重瞼であるにもかかわらず, 下垂した余剰皮膚が真の瞼縁を越えている状態. 一重瞼の場合は−と記載する.

*3 0.5 (2.5): 見かけ上の MRD-1（瞳孔中心から上眼瞼縁を越えて下垂した皮膚の下端までの長さ）は 0.5 mm であるが, 余剰皮膚をピンチすると実際の MRD-1（瞳孔中心から真の上眼瞼縁までの長さ）は 2.5 mm である状態.

*4 皮膚弛緩症の場合は, 瞳孔中心/外眼角部の 2 カ所を測定する.

*5 (10) (13): カッコは本来の重瞼線ではなく, 加齢により生じた皺や HCL の長期装用などで生じた緩んだ重瞼線を意味する. 上眼瞼縁から 10 mm と 13 mm のところに皺（重瞼線）がある状態.

（村上正洋. PEPARS. 2020; 160: 1-11[1]）より引用）

4 眼瞼下垂（腱膜性）

後天性眼瞼下垂の手術適応（日本形成外科学会, 他. 形成外科診療ガイドライン 2 2021 年度版. 金原出版; 2021. p.272-81）

□ 定量的評価基準: MRD-1 が 2 mm 以下

□ 定性的評価基準: 患者の自覚症状（下顎挙上や患者からの機能障害の訴え, 眼瞼が原因と考えられる不快感など）

5 腱膜性眼瞼下垂の原因

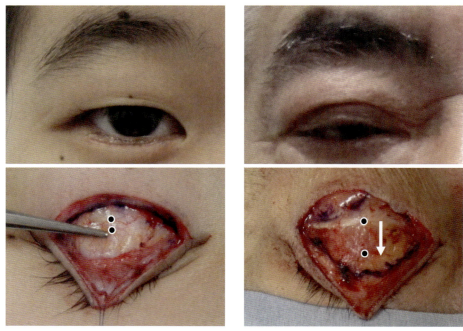

上眼瞼睫毛内反（10代）　　　腱膜性眼瞼下垂（70代）

（村上正洋．眼瞼下垂．In: 村上 晶，他編．眼科疾患最新の治療2022-2024．東京：南江堂；2021．p.83[2]より引用）

ホワイトライン（WL）と瞼板の位置関係
☐ 左図ではWLと瞼板上縁が近接しているが右図では離れている．
☐ 腱膜性眼瞼下垂はWLが瞼板上縁から離れることで発症する．

6 手術方法

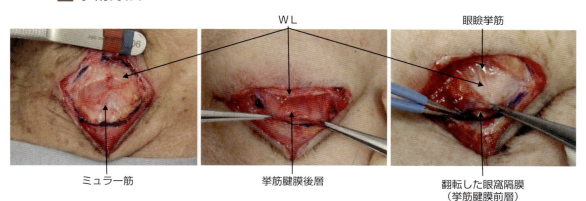

WLを瞼板上縁に戻すために利用できる組織
☐ ミュラー筋，挙筋腱膜後層，挙筋腱膜前層（眼窩隔膜）のいずれかとなる．

挙筋前転法
☐ 前述の3種類の組織を単独もしくは組み合わせて利用し，WLを瞼板上縁に戻す．

7 筆者が行っている各種前転法

ミュラー筋のタッキング

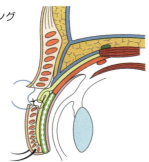
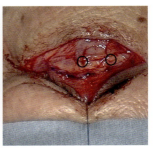

左: ミュラー筋上を横走する動脈弓が確認できる（↓）.
右: 2カ所でタッキングした（○）.

挙筋腱膜後層の前転

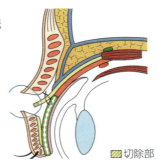
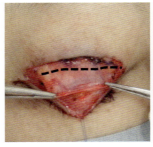
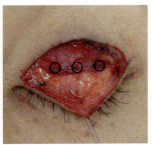

左: 挙筋腱膜後層. 点線の辺りで眼窩隔膜を切開すると挙筋腱膜前層（WL）が露出する.
右: 3カ所で前転した（○）.

挙筋腱膜前層（眼窩隔膜）の前転

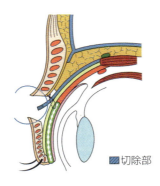
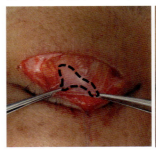
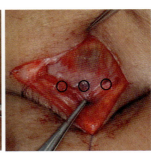

左: 挙筋腱膜前層. 菲薄しているがWL（点線）とその中枢側に眼瞼挙筋が確認できる.
右: 3カ所で前転した（○）.

（村上正洋. PEPARS. 2017; 123: 41-52[3]）より一部引用）

利用する組織による術式の呼称

□ ミュラー筋タッキング（上），挙筋短縮術（中）（下）（後層と前層を同時に前転することもある），挙筋群短縮術（ミュラー筋と挙筋腱膜後層・前層を一塊として短縮）に区別されている.

各術式の意義と有効性

□ ミュラー筋のタッキング（上）と挙筋腱膜後層の前転（中）はWLを間接的に挙筋腱膜前層（眼窩隔膜）の前転はWLを直接的に瞼板上縁に戻す術式となる.

□ 術式ごとに長短はあるが，有効性の差異に一定の見解はない.

8 切開線の決定方法

デザインのポイント

☐ 瞼縁から6〜8 mm程度の位置に切開線を置く．加齢により生じた皺や眼瞼下垂に伴って生じた病的な重瞼線を利用してはいけない．

☐ 皮膚の余剰量を推測し切除幅を決める．

☐ 筆者の経験から，LL-25 mm÷2 程度であれば切除幅が過剰になることはまずない．

☐ まずは安全のために上記より控え目の切除幅とする．確認は座位で行い，切除量に不足があれば追加切除する．

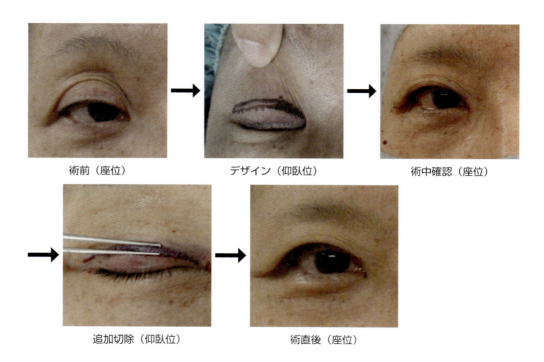

術前（座位）　デザイン（仰臥位）　術中確認（座位）

追加切除（仰臥位）　術直後（座位）

本症例の術前の状態: LL: 35 mm
初回切除量の計算: (35-25)÷2＝5 mm→5 mm以内の切除が安全（実際のデザインは3 mm幅）
目標とする術後の状態: MRD: 1 mm→3 mm, PTS: 10 mm→1 mm

9 手術による外眼部の動き（挙筋前転）

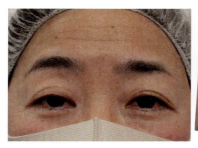
術前

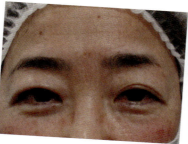
右術後1M, 左術前

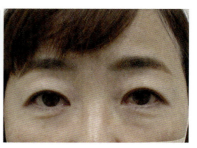
右術後8M, 左術後7M

Pre OP	R	L
PA	7	8.5
PTS	(6)	(3)
MRD	1	2.5
LF	10	11
BH	22	20
LL	34	34
LC	(4)	(4)

R PO 1M L Pre OP	R	L
PA	9	8
PTS	0.5	(3)
MRD	3	2
LF	12	11
BH	19	22
LL	30	34
LC	(4)	(4)

R PO 8M L PO 7M	R	L
PA	9.5	9.5
PTS	2	1.5
MRD	3.5	3.5
LF	12	11
BH	21	21
LL	30	30
LC	(4)	(4)

（村上正洋．眼科グラフィック．2022; 11: 149-58[4]）より引用）

右側優位の眼瞼下垂に対し，時期を変え左右それぞれに挙筋前転を行った症例
　右側の術後1カ月では眼瞼浮腫が残るもののMRDは改善した．一方，左側の眉毛が挙上し，患者は術前にはなかった左側の重たさを訴えた．したがって，左側にも同様の手術をした結果，左右差および左側の重たさも解消した．

10 眼瞼下垂（先天性）

先天性眼瞼下垂の手術適応
□ 幼少時は良好な視力の獲得を最優先に手術適応および手術時期を考える．
□ 視力獲得後の手術適応は後天性眼瞼下垂と同様でよい．

11 手術方法

術式選択のポイント
□ 挙筋機能の高度低下症例では前頭筋吊り上げ術を選択する．
□ 挙筋機能の軽度低下症例では挙筋前転が適応できる．

12 前頭筋吊り上げ術

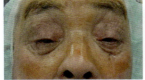
術前（下顎挙上あり）

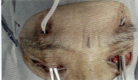
トンネル作成

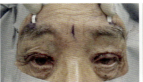
仮固定（座位）

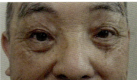
術後（下顎挙上なし）

人工物（ゴアテックスシート）による吊り上げ術
□ 術後に緩みによる再下垂を生じることがある．

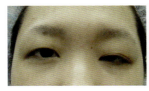
術前

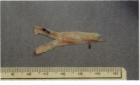
採取した大腿筋膜

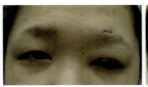
手術直後（やや控えめに調整）

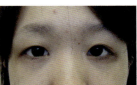
術後

自家組織（大腿筋膜）による吊り上げ術
□ 術後に移植組織の収縮による過矯正を生じることがある．

13 皮膚弛緩症

皮膚弛緩症の手術適応
□ 瞼縁を越えて下垂した余剰皮膚により，後天性眼瞼下垂と同様の症状を呈した時が手術適応となる．

14 手術方法

術式
□ 眉毛下部（眉毛下皮膚切除術）もしくは重瞼線部（重瞼部皮膚切除術）で余剰皮膚を切除する．

15 眉毛下皮膚切除術

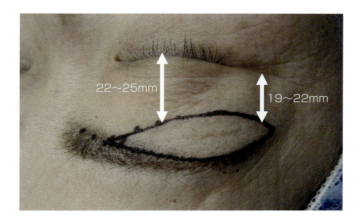

デザインのポイント
☐ 残す皮膚の量が重要になる（中央で 22〜25 mm，外眼角部で 19〜22 mm 残す）．

16 眼瞼形態と手術効果の関係

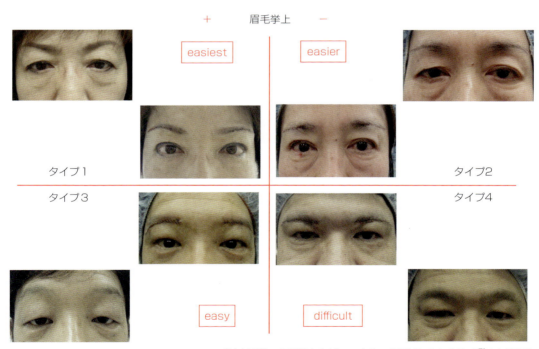

（村上正洋．RF 研究会ジャーナル．2018; 14: 18-9[5]）より引用）

残す LL の目安
☐ タイプ 1 からタイプ 4 になるに従い，残す皮膚量を少なくする．
☐ タイプ 1 で 25/22，タイプ 4 で 22/19 が目安となる（中央/外眼角部）．

17 眉毛下皮膚切除術を施行した症例

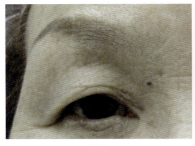
術前

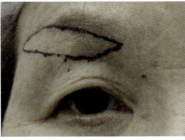
デザイン

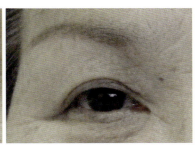
術後

（村上正洋. In: 百束比古, 編. アトラス形成外科手術手技. 東京: 中外医学社; 2011. p.180-4[6]）より引用）

眉毛下皮膚切除術の術後変化
☐ 昔に戻す手術であり，術後は自然な外観になることが多い．
☐ 一重を二重にすることはできない．

18 余剰皮膚の剝奪方法

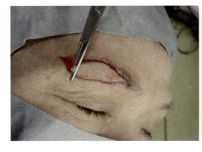
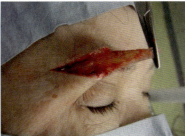
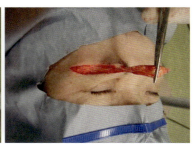

コッヘルテクニック
☐ 皮膚の剝奪に先立ち真皮を完全に切開することが必要である．
☐ 眼輪筋とその上を走行する血管が温存されるため出血が少ない．

19 手術による外眼部の動き（眉毛下皮膚切除術）

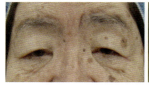
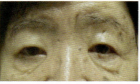
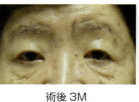
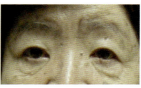

術前　　　　　　術後1M　　　　　　術後3M　　　　　　術後6M

Pre OP	R	L
PA	7 (9)	6 (9)
PTS	0↓	0↓
MRD	1 (3)	0 (3)
LF	13	12
BH	25	26
LL	38/35	38/35
LC	(4)	(4)

PO 1M	R	L
PA	8 (9)	9
PTS	0↓	0.5
MRD	2 (3)	3
LF	13	12
BH	23	25
LL	30/28	31/30
LC	(4)	(4)

PO 3M	R	L
PA	9	8.5
PTS	1	1
MRD	3.5	3
LF	13	12
BH	23	25
LL	30/29	31/32
LC	(4)	(4)

PO 6M	R	L
PA	10	10
PTS	1	1
MRD	3.5	3.5
LF	13	12
BH	23	24
LL	30/29	31/32
LC	(4)	(4)

（村上正洋. 眼科グラフィック. 2022; 11: 149-58[4]）より）

手術では残すLLを25/22（中央/外眼角部）に調整したが，術後1カ月のチャートは，その間に皮膚が急速に伸展したことを示す．その後は，浮腫の改善とともに状態が安定し，術後6カ月では，3mmと予想した術後のMRDを超える良好な状態となった．

20 重瞼部皮膚切除術

デザインのポイント
☐ 前述の腱膜性眼瞼下垂に準じる．

21 重瞼部皮膚切除術を施行した症例

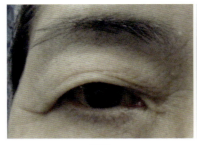
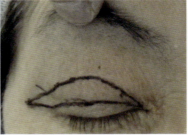
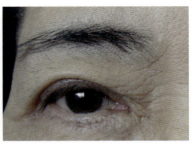

術前　　　　　　　　　デザイン　　　　　　　　　術後

（村上正洋. In: 百束比古, 編. アトラス形成外科手術手技. 東京: 中外医学社; 2011. p.180-4[6]より引用）

重瞼部皮膚切除術の術後変化
☐ 重瞼形成が可能であるが, 切除量が多いとやや厚ぼったい印象の眼瞼になる傾向がある.

まとめ

- 眼瞼下垂と皮膚弛緩症の手術が保険診療における眼瞼手術の大半を占めるため, この2疾患の診療をマスターすることが重要である.
- 眼瞼下垂と皮膚弛緩症はしばしば合併するため, 患者の訴えをよく聞いたうえで, シミュレーションを行い治療の順番などの方針を決める.
- 両疾患の手術の第一義的目的はともに機能改善であるが, 整容的配慮もきわめて重要である.
- 整容面で心がけることは不自然さを出さない点に尽きる.
- 本稿では述べなかったが, 眼瞼の手術では, 眼瞼が常に接する眼球への影響を理解することが必要である. したがって, 手術前後の一般眼科診察は重要であり, 手術をマスターするのみではなく眼科診断学も学ぶべきである.

【参考文献】
1) 村上正洋. 著者の行っている眼瞼下垂症手術のチェックポイント. PEPARS. 2020; 160: 1-11.
2) 村上正洋. 眼瞼下垂. In: 村上　晶, 白石　敦, 辻川明孝, 編. 眼科疾患最新の治療 2022-2024. 東京, 南江堂; 2021. p.83
3) 村上正洋. 眼瞼手術における縫合法. PEPARS. 2017; 123: 41-52.
4) 村上正洋. 腱膜性眼瞼下垂, 皮膚弛緩, 顔面神経麻痺に伴う眉毛下垂. 眼科グラフィック. 2022; 11: 149-58.
5) 村上正洋. 保険診療における上眼瞼手術のエステティックマインド. RF研究会ジャーナル. 2018; 14: 18-9.
6) 村上正洋. 年々まぶたが重くなる. In: 百束比古, 編. アトラス形成外科手術手技. 東京: 中外医学社; 2011. p.180-4.

〈村上正洋〉

26 | 下眼瞼治療

考え方

☐ 下眼瞼の手術はここ数年大手美容クリニックなどが「クマ，弛（たる）み治療」と総称して様々な広告がなされたことにより，一般にも認知されてきており治療件数も増えている．

☐ 一方で不適切な治療に伴う機能障害（眼瞼の外内反，皮膚の破綻による瘢痕拘縮など）も少なからず生じているのが現状である．

☐ 手術手技はもちろん重要ではあるが，まずはクマや弛みの原因を正しく診断して，適切な治療方法を提案することが重要である．

1 眼瞼領域で美容外科に応用可能な形成外科手術

☐ 下眼瞼のクマ，弛みを改善させる方法としては，主に注入治療，経結膜的眼窩脂肪除去術（脱脂術），経結膜的眼窩脂肪移動術（裏ハムラ），経皮的眼窩脂肪移動術（表ハムラ）がある．

☐ 治療それぞれにメリットデメリットがあるが，筆者は主に以下の点を考慮して，患者それぞれにもっとも適したと考えられる治療を提案するようにしている．

	注入治療など	脱脂術 （＋脂肪注入）	裏ハムラ	表ハムラ
皮膚側に傷痕を残したくない	○	○	○	△
コストやダウンタイムを抑えたい	○	○	△	△
sunken eyes のリスク避けたい	○	△	○	○
皮膚性の弛みあり	△	△	△	○
tear trough ligament や orbicularis retaining ligament が目立つ	△	△	○	○

Case 1　経結膜的眼窩脂肪除去術（脱脂術）

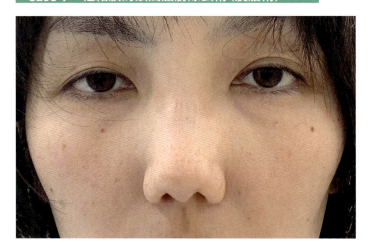

　36歳女性，下眼瞼のクマ治療を希望された．
　皮膚の余剰はわずかであり，リガメントによる凹みも目立たないため，シンプルな脱脂術による治療を選択した．

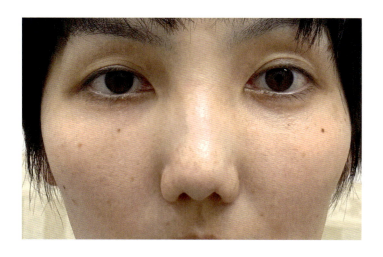

　術後5カ月，眼窩脂肪による突出は改善しているが，わずかに上眼瞼のくぼみ（sunken eyes）は増悪の変化がみられた．

Case 2　経結膜的眼窩脂肪移動術（裏ハムラ）

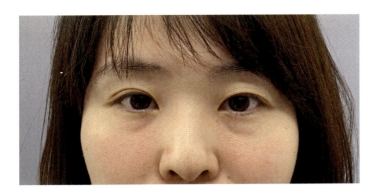

32歳女性，下眼瞼のクマ治療を希望された．
眼窩脂肪の突出に加えて，tear trough ligamentの凹みが強く，裏ハムラによる治療を選択した．

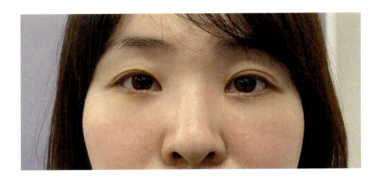

術後3カ月，すっきりとした変化が得られた．
脱脂術でみられるような上眼瞼の凹みなどの変化が生じにくいのも裏ハムラの利点である．

Case 3　経皮的眼窩脂肪移動術（表ハムラ）

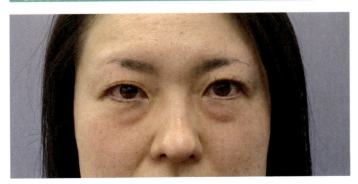

47歳女性，下眼瞼のクマ，弛み治療を希望された．
眼窩脂肪の突出，皮膚余剰，頬部の皮膚皮下組織の下垂を認めたため，表ハムラによる治療を選択した．

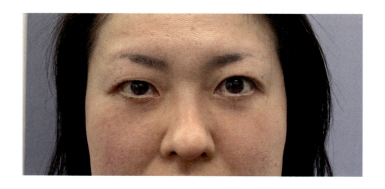

術後6カ月，眼窩脂肪の突出，皮膚の弛み，頬の容量いずれも改善が得られている．傷痕は目立たない．

> **まとめ**
> - 下眼瞼のクマ，弛みの手術による治療方法はいくつか選択肢があるが，1つの手術手技に傾倒することなく，患者のクマや弛みの状態に応じて適切な治療を適切な手技で提供することが重要である．

〈朝日林太郎〉

27 リンパ浮腫治療

考え方

□ リンパ浮腫は，リンパ管の機能不全によりリンパ液が組織間に過剰に貯留し，慢性的な浮腫を引き起こす進行性の変性疾患である．進行すると，皮膚の硬化・線維化・脂肪沈着を伴い，感染（蜂窩織炎）のリスクも高まる．

1 原因と分類

□ 原発性リンパ浮腫（先天性）: 遺伝・リンパ管の発達異常（思春期〜成人期に発症）．
□ 続発性リンパ浮腫（後天性）: がん術後，放射線治療，外傷，感染などによるリンパ管損傷．

2 診断のポイント

□ 持続性の浮腫（片側性が多いが，両側性の場合もある）．
□ 明らかな誘因がない，またはがん術後・放射線治療歴がある．
□ インドシアニングリーン（ICG）蛍光リンパ管造影でリンパ還流障害を確認．
□ 進行例では皮膚硬化，脂肪沈着，蜂窩織炎を伴うことがある．

3 治療の基本

□ スキンケア: 感染予防と皮膚の保護．
□ 圧迫療法: 弾性ストッキング・バンデージによるリンパ還流促進．
□ 徒手リンパドレナージ（MLD）: リンパ流の改善．
□ 運動療法: 筋ポンプ作用によるリンパ排出促進．
□ 外科的治療: リンパ管静脈吻合手術（LVA）やリンパ節移植など適応に応じて検討．

鑑別診断

□ リンパ浮腫は他の疾患と類似した臨床像を示すことがあり，正確な診断が必要不可欠である．特に，浮腫を伴う疾患との鑑別は治療方針に大きく影響を及ぼす．
□ 主な鑑別疾患として，静脈性浮腫，脂肪浮腫，心原性浮腫，腎性浮腫，甲状腺機能低下症，蜂窩織炎，深部静脈血栓症（DVT），閉塞性動脈硬化症（PAD）などがあげられる．
□ 正確な診断には，病歴の詳細な聴取，身体診察，画像検査，採血・生理学的検査を組み合わせた包括的なアプローチが有効である．

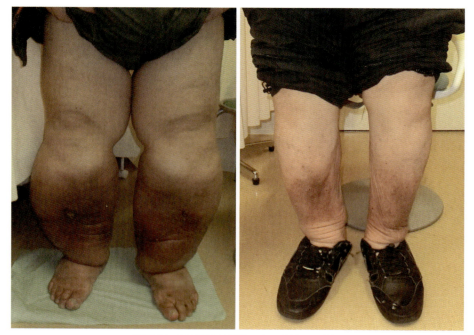
腎不全による浮腫が透析により改善した症例

1 病歴の聴取
☐ 浮腫の発症時期と経過（急性 or 慢性）．
☐ 既往歴（がん術後，感染症，心疾患，腎疾患など）．
☐ 職業や生活習慣（長時間の立ち仕事など）．
☐ 家族歴（遺伝性浮腫の可能性）．

2 身体診察
☐ 浮腫の分布（片側性 or 両側性）．
☐ 皮膚の変化（硬化，色調，圧痕の有無）．

3 検査
☐ 画像検査（リンパシンチグラフィー，ICG 蛍光リンパ管造影，下肢静脈エコー）．
☐ 採血検査（炎症所見，腎機能，甲状腺機能）．
☐ 生理学的検査〔足関節上腕血圧比（ABI），心電図〕．

リンパ浮腫診断のための検査

- □ リンパシンチグラフィー，ICG 蛍光リンパ管造影，SPECT-CT，MRI リンパ管造影，超音波検査などがある．
- □ 当院では初診時の診断として，フチン酸テクネシウムを用いたリンパシンチグラフィーと，SPECT-CT を施行している．フチン酸テクネシウムは粒子径が大きく，皮膚逆流（dermal backflow）を的確に同定できる．
- □ われわれはリンパシンチの結果によって，Type 0〜5 までの 6 段階の重症度分類を用いて評価を行っている[1]．Type 1〜3 は LVA の良い適応である．

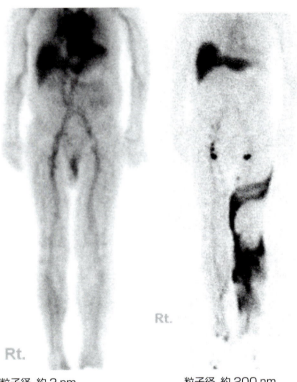

粒子径 約 2 nm
^{99m}Tc-ヒト血清アルブミン-ジエチレントリアミン-ペンタ酢酸

粒子径 約 200 nm
^{99m}Tc-フチン酸

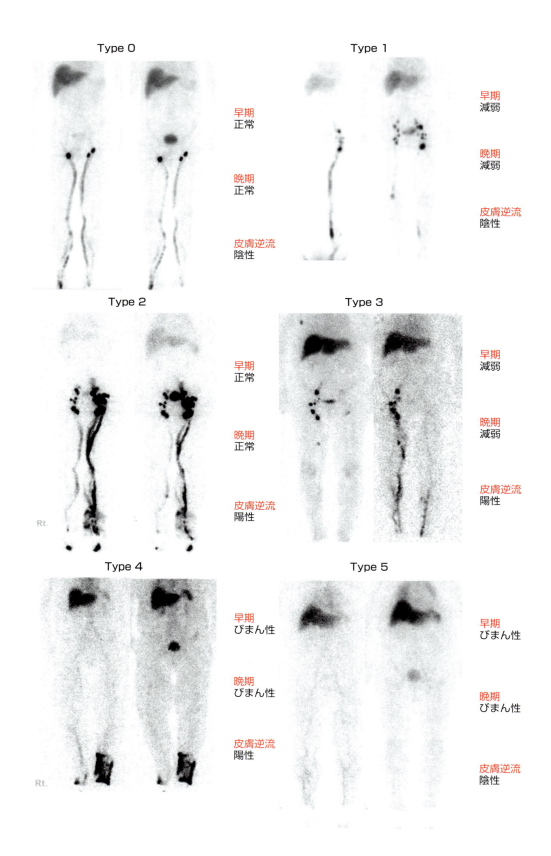

| リンパシンチグラフィー | SPECT-CT |

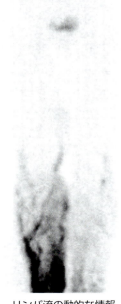

リンパ流の動的な情報が得られる．

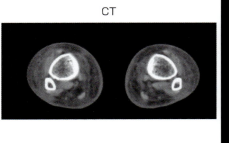

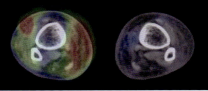

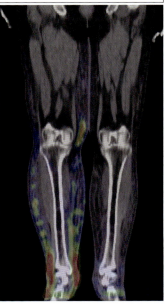

解剖学的情報が得られる．

保存的治療

- □ 保存的治療を行ったことがない患者，リンパ浮腫が軽度である患者，化学療法中の患者には，まず保存的治療を3カ月以上勧めると良い．
- □ 化学療法中の患者にLVAを行うと吻合部に障害が生じる可能性があるため，保存的加療を行うことが安全である．
- □ 弾性着衣あるいは弾性包帯による圧迫療法や，用手的ドレナージ，スキンケアを行うことができる．用手的ドレナージは指導を受けて患者自身が行うこともできる．末梢から中枢に向けてドレナージを行う．
- □ 長時間の立ち仕事などで浮腫が悪化した日は，夜間も弾性包帯などで圧迫した状態で睡眠するように指導すると良い．弾性包帯を使用するときは皮膚が乾燥するため適宜保湿剤を使用する．
- □ 体重増加はリンパ浮腫が悪化するため，適切な食事指導も大切である．

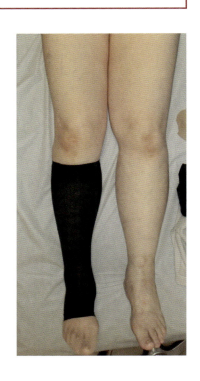

リンパ管静脈吻合手術のための検査

□ 当院では手術前日にICG注射を行っている．上肢・下肢ともに第Ⅰ・Ⅳ指（趾）間に0.25 mL程度注射する．術直前に，Photodynamic Eye（PDE）を用い，リンパ管を確認する．できるだけ直線状にリンパ管が確認できる部位を複数箇所選択し，マーキングして切開部位を決定する．

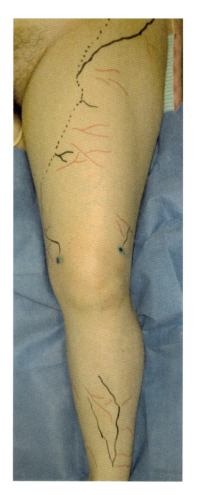

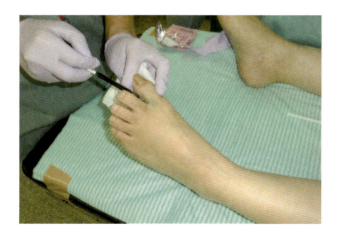

リンパ管静脈吻合手術のための検査

☐ 当院では，手術前日に ICG 蛍光リンパ造影を実施している．上肢および下肢ともに，第 I・IV 指（趾）間に各 0.25 mL 程度の ICG を皮下注射する．術直前には PDE を用いてリンパ管の走行を確認する．さらに，リンパ管エコーを併用し，吻合に適したリンパ管および静脈を同定する．切開部位を複数箇所選定し，マーキングを行う．

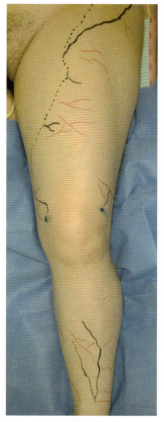

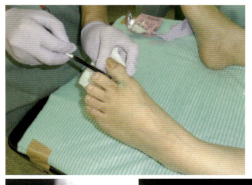

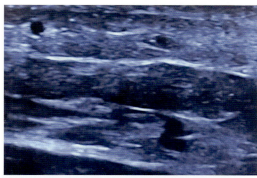

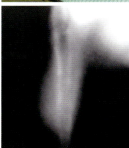

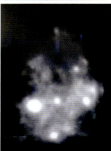

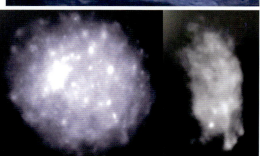

正常（Linear） 　　　　　皮膚逆流所見（Dermal backflow）

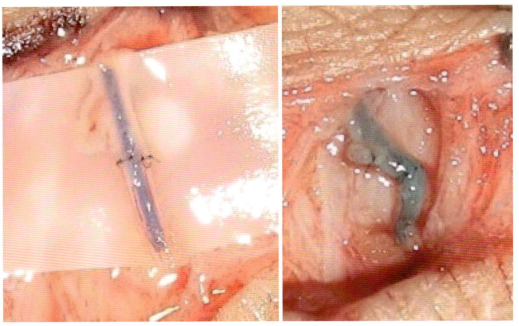

5-0 ナイロン糸を内腔に入れて（IVaS 法），リンパ管と静脈を端々吻合したところ．最後の 1 針を縫合する前に内腔を確保していた糸を除去する．

吻合後，静脈に ICG が流入しているところ．

□ 内腔が 0.1 mm 程度までは端々吻合が可能であるが，それ以下の場合は，静脈にリンパ管を挿入して外膜を縫合したり，端側吻合を行うと良い．

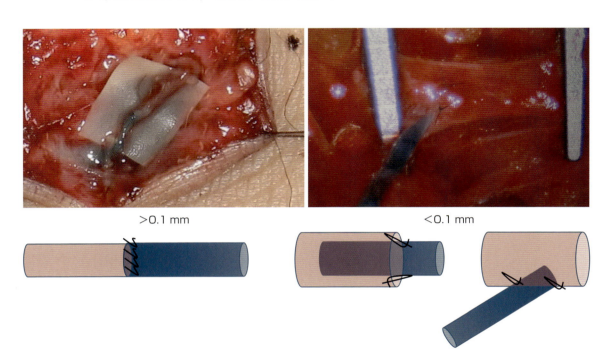

>0.1 mm   <0.1 mm

Case 1

60歳代女性.

　左乳癌術後の左上肢リンパ浮腫に対してLVAを4カ所行った. 術後2年で, 左上肢の方が, 健側である右上肢よりも細くなった. 手背の静脈も顕著に見える.

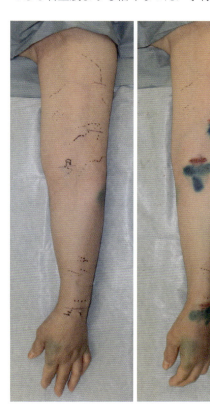
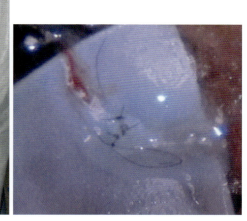

術後2年

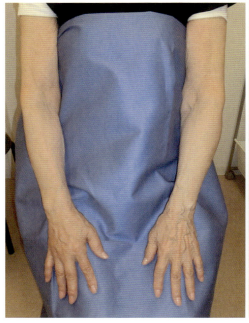
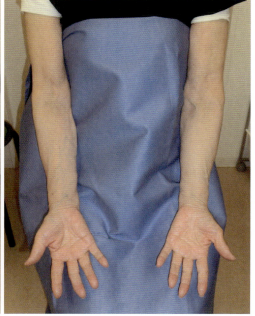

Case 2

70歳代男性.

大腸癌術後右肢リンパ浮腫に対してLVAを足関節部で1カ所行った. 術後も保存的加療を継続し, 術後2年で, 膝下から足背にかけて著明に改善した.

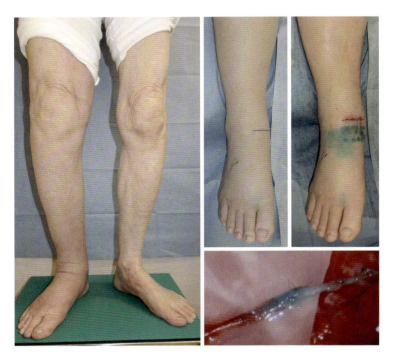

術後2年

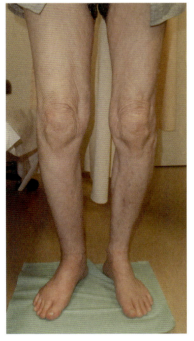

文献

1) Iimura T, Fukushima Y, Kumita S, et al. Estimating lymphodynamic conditions and lymphovenous anastomosis efficacy using（99m）Tc-phytate lymphoscintigraphy with SPECT-CT in patients with lower-limb lymphedema. Plast Reconstr Surg Glob Open. 2015; 3: e404.

〈比留間 英　小川 令〉

28 多汗症・腋臭症治療

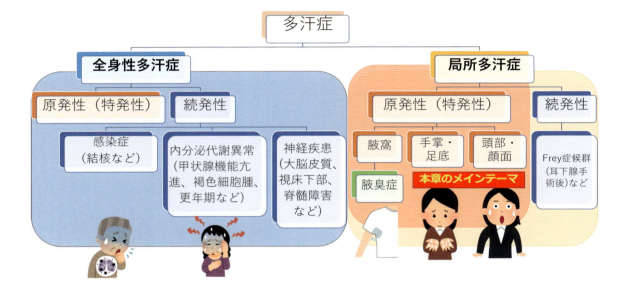

□ 多汗症は「全身性多汗症」と「局所多汗症」に分類され，各々に原発性（特発性）と続発性がある．
□ 皮膚科・形成外科分野で多く経験するのは「局所多汗症」のなかの原発性（特発性）のものである．
□ 原発性局所多汗症はさらに，①腋窩，②手掌足底，③頭部顔面の多汗症に分類される．
　腋臭症は腋窩多汗症のなかでも特有の腋臭が体質的に強い場合に分類される．
□ 本稿では原発性局所多汗症および腋臭症に関して述べる．

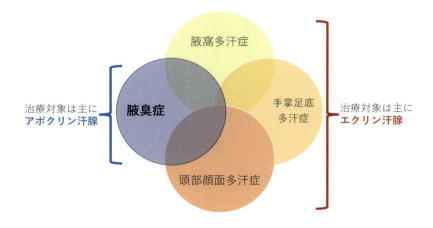

原発性局所多汗症はしばしば各々が合併する．
治療対象はエクリン汗腺とアポクリン汗腺で区別される．

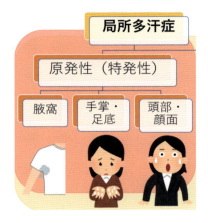

局所多汗症の診断基準
□ 発症が 25 歳以下である．
□ 左右対称性に発汗がみられる．
□ 睡眠中は発汗が止まっている．
□ 1 回/週以上の多汗のエピソードがある．
□ 家族歴がみられる．
　それらにより日常生活に支障をきたす局所的に過剰な発汗が明らかな原因のないまま 6 カ月以上認められ，上記 2 項目以上があてはまる．

局所多汗症の重症度判定
　自覚症状により 4 つに分類（hyperhidrosis disease severity scale: HDSS）
　　1．発汗は全く気にならず，日常生活に全く支障がない．
　　2．発汗は我慢できるが，日常生活に時々支障がある．
　　3．発汗はほとんど我慢できず，日常生活に頻繁に支障がある．
　　4．発汗は我慢できず，日常生活に常に支障がある．
3，4 を重症の指標とする．
＊局所多汗症の重症度は HDSS スコアを用いて行い，HDSS 3，4 で重症と判定し，治療を検討する．

原発性局所多汗症の治療（保険診療）

腋窩	手掌・足底	頭部・顔面
・抗コリン外用薬 ・ボツリヌス毒素A局注 ・抗コリン内服薬 ・神経ブロック ・精神心理療法 ・交感神経遮断	・水道水イオントフォレーシス療法 ・抗コリン外用薬（手掌のみ） ・抗コリン内服薬 ・神経ブロック（手掌のみ） ・精神心理療法 ・交感神経遮断（手掌のみ）	・抗コリン内服薬 ・神経ブロック ・精神心理療法 ・交感神経遮断

原発性局所多汗症の治療（自費診療）

腋窩	手掌・足底	頭部・顔面
・塩化アルミニウム製剤 ・マイクロ波・レーザー・フラクショナルマイクロニードル高周波機器など	・塩化アルミニウム製剤 ・ボツリヌス毒素製剤	・塩化アルミニウム製剤 ・ボツリヌス毒素製剤

　　原発性局所多汗症の治療はこのようになっている．
□近年，保険適用の抗コリン外用薬が腋窩・手掌で使用できるようになった．
□塩化アルミニウム製剤はどれも自費診療での治療となる．
□腋窩多汗症にはmiraDry®を代表とするマイクロ波治療機器も選択肢となる．
□ボトックスは腋窩以外では自費診療となる．
□これらの選択肢で患者に合った方法を選択していくことになる．

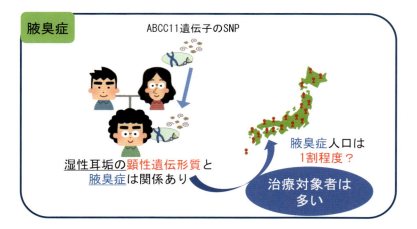

　　次に腋臭症に関して，
□腋臭症は湿性耳垢との関係性から，顕性（優性）遺伝的性質を示唆されている．
□腋臭の強弱は個体差があるが，腋臭症の体質をもつ方は日本では1割程度と考えられている．

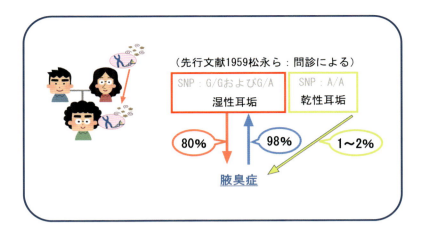
（先行文献1959松永ら：問診による）

□ 湿性耳垢の人の80%が腋臭症の体質をもち，腋臭症の人は98%が湿性耳垢をもつとされる．
□ 一方で乾性耳垢の人で腋臭症の体質をもつのは1〜2%とされる．

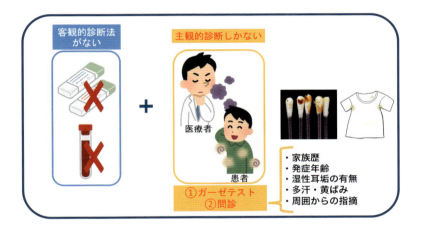

□ 治療対象者が多いにもかかわらず，明確な診断基準や検査方法はない．
□ 腋臭症診断は医療者と患者の腋臭の主観的評価と，家族歴・湿性耳垢の有無・においの周囲からの指摘などの問診によっている．

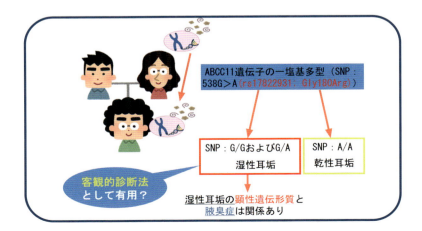

□ 耳垢型決定遺伝子である ABCC11 遺伝子の一塩基多型〔SNP: 538G>A（rs17822931; Gly180Arg）〕との関連が示唆されている．

□ その SNP の検出は腋臭症の客観的診断に有用な可能性があるとされているが，まだ確立はされていない．

腋臭症外来　初診時

【問診】
- 発症年齢
- 家族歴
- 湿性耳垢の有無
- 周囲からの指摘
- においの自覚の有無

→ 腋臭症らしさの確認

- 手掌多汗・黄ばみの有無

→ 多汗症合併の確認

【身体所見】
腋窩皮膚を指で擦過し，特有の腋臭の有無を確認

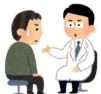

※外来診療のタイミングでは，腋臭がしないことも多い

□ 腋臭症診療の実際：上記の問診と，実際に腋窩皮膚を擦過し腋臭の確認を行う．

□ 問診で腋臭症らしさの確認と，多汗症の合併を確認する．

□ 外来診療のタイミングで腋臭がしないこともしばしばある．

□ 腋臭症らしさよりも腋窩多汗症に伴う汗臭症を疑う際には，外用抗コリン薬を試す．

□ 腋臭症の治療にも保険診療と自費診療がある．

腋臭症治療法（自費診療）

- 手術療法: クアドラカット法，稲葉法，超音波破砕吸引法など．
- 非手術療法: マイクロ波・レーザー脱毛・フラクショナルマイクロニードル高周波機器など（マイクロ波は FDA で多汗症および汗臭には効果あり➡腋臭症とは明記されてない）．
- 外用療法: 塩化 Al 外用剤や，市販の外用剤を勧める．

腋臭症治療法（令和 4 年度診療報酬改定より）

手術療法：
1. 皮弁法　　　　　　　6870 点
2. 皮膚有毛部切除術　　3000 点
3. その他のもの　　　　1660 点

□ 1980 年代から現在までに様々な術式や治療機器が出てきたが，腋臭症の治療は保険/自費でも，施術する術者の力量によるところが大きい．

□ 診断基準と共に，治療後の効果判定にも客観的評価方法がなく，腋臭の主観的評価によってしまうため，治療方法も確立されていない現状がある．

□ 保険適用があり，なかでも確実な効果があるとされるのは皮弁法である．

当院で行う腋臭症皮弁法の実際

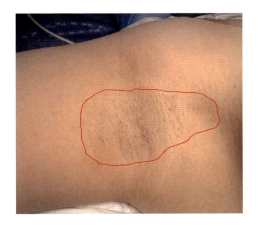

- □ 脇の毛穴をよく観察
- □ アポクリン汗腺の導管は，毛包の皮膚開口部付近に開口する
    →腋毛があるところが手術範囲
- □ 毛穴の範囲より1cm広めに剥離範囲を設定

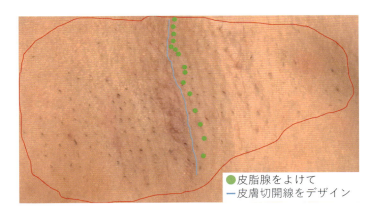

● 皮脂腺をよけて
― 皮膚切開線をデザイン

- □ 皮膚切開線は皮脂腺をよけてデザイン

28 ● 多汗症・腋臭症治療

☐ 病理組織の確認.

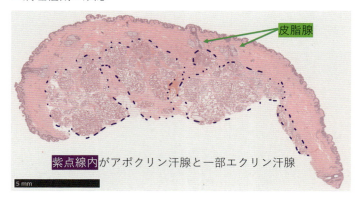

☐ 先ほど述べた皮脂腺が真皮内に見える.
☐ 紫の点線内がアポクリン汗腺.

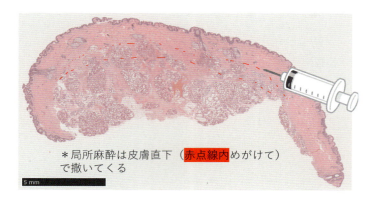

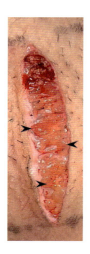

☐ 皮膚切開すると毛根とうすいピンク色のアポクリン汗腺（➤）が確認できる.
それらのすぐ深部には脂肪が確認できる.

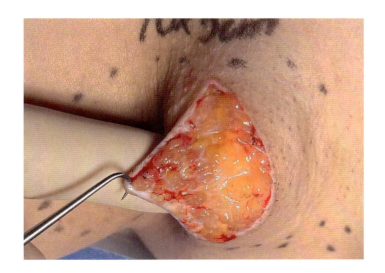

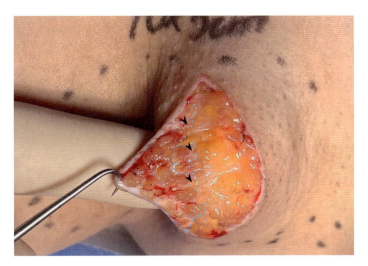

- □ スキンフックと人差し指で軽くテンションをかける．
- □ 脂肪とアポクリン汗腺の間に白い線維組織 ➤ がある．
- □ 白い線維を切開して下床に落として皮弁を挙上する．
- □ 水色の破線が脂肪とアポクリン汗腺の境界ライン．

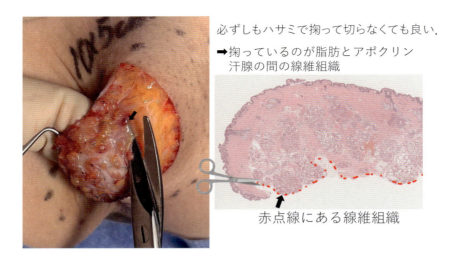

□ 必ずしもハサミで掬って切らなくても良い．
→ 掬っているのが脂肪とアポクリン汗腺の間の線維組織

赤点線にある線維組織

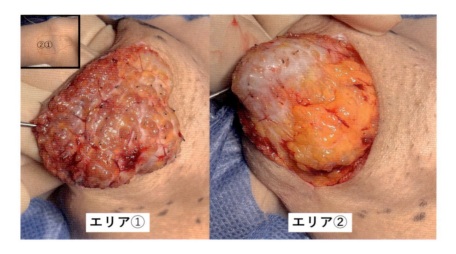

□ 腋窩中央部（エリア①）にはたくさんのアポクリン汗腺があり，末梢側（エリア②）ではアポクリン汗腺が認められなくなるので，そこで皮弁挙上を終了．

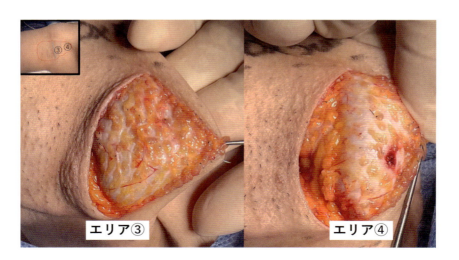

- □ 体幹側の皮弁も同様に挙上.
- □ 腋窩のエリア①〜④でアポクリン汗腺の量・密度は異なることがわかる.

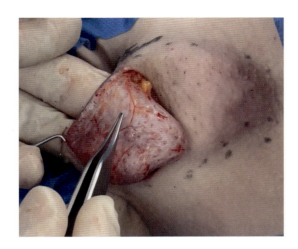

□ 真皮下血管網を含む膜組織を皮弁側に温存して，アポクリン汗腺を剪除.

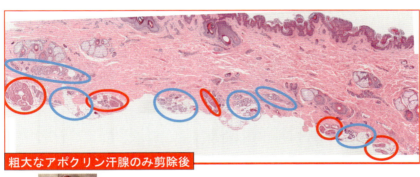
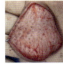

- □ 粗大なアポクリン汗腺除去後も，微小なアポクリン汗腺が残っているので，さらに除去を行う.

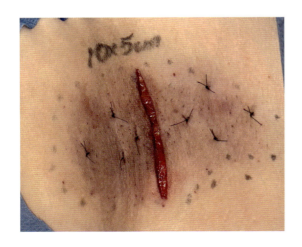

□ 皮弁の位置を戻し，自然な位置でアンカリングを入れる.

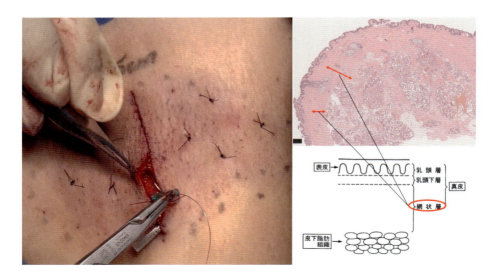

□ ペンローズドレーンを留置後，真皮縫合する．
□ 真皮網状層を針先で引っ掛けると伸びて視認でき，真皮縫合を入れる．
□ 創離開が少なくなり，肥厚性瘢痕も少なくなる．

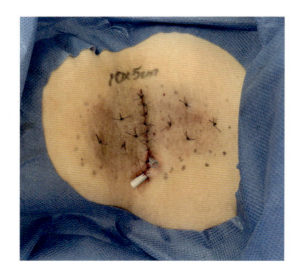

□ ペンローズドレーンは背側に2本留置
□ 皮膚表層を縫合

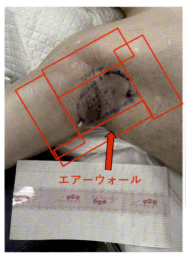
創部周囲を
フィルムで保護

エアーウォール

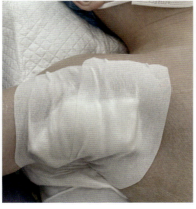
ガーゼを重ねて
圧迫固定

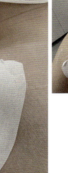
クラビクルバンドで
さらに圧迫

- □ エアーウォールで4辺を取り囲むように保護し，たわら状にしたガーゼ10枚をペンローズドレーンをちゃんと覆うように腋窩に置き，ハイラテでずれないように圧迫固定する．
- □ あまりきつくハイラテで固定すると，術後数時間で手がしびれると言われるので，加減する．
- □ そのあとはクラビクルバンドまたは伸縮包帯などで脇を圧迫固定する．

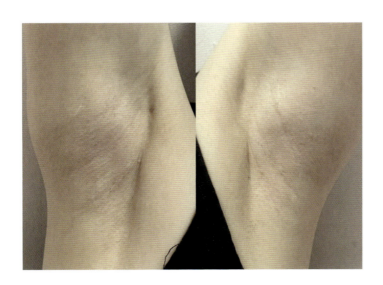

- □ 体質にもよるが，適切に手術・術後管理をすればにおいも傷痕もわからなくなる．

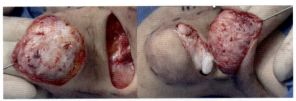
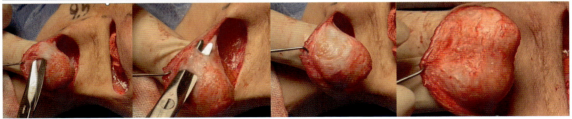

写真
①②
③④⑤⑥

- 臭気の残存の際の再手術
  - ①②: 再手術の際は2本切開で行っている．皮弁を挙上したところ．真皮および残存アポクリン汗腺が瘢痕組織に覆われている．
  - ③④: 瘢痕を除去している．
  - ⑤: 瘢痕を除去したことで残存アポクリン汗腺が確認できた．
  - ⑥: アポクリン汗腺剪除後．
- 腋臭症の再手術では瘢痕除去の過程が必要になり，初回手術より時間がかかる．
- 皮膚血流は再手術の際は遷延皮弁となっていると考えられ，血流は安定していることが多い．

【参考文献】
1) Mombaerts P. Genes and ligands for odorant, vomeronasal land taste receptors. Nat Rev Neurosci. 2004; 5: 263-78.
2) 松永 英. ミミアカの遺伝学. 遺伝. 1959; 13: 15.
3) Morioka D, Ohkubo F, Amikura Y. Clinical features of axillary osmidrosis: a retrospective chart review of 723 Japanese patients. J Dermatol. 2013; 40: 384-8.
4) Toyoda Y, Gomi T, Nakagawa H, et al. Diagnosis of human axillary osmidrosis by genotyping of the human ABCC11 gene: clinical practice and basic scientific evidence. Biomed Res Int. 2016; 2016: 7670483.
5) Yoshikata R, Yanai A, Takei T, et al. Surgical treatment of axillary osmidrosis. Br J Plast Surg. 1990; 43: 483-5.

〈久保村 憲〉

29 美容外科診療

考え方

- 美容外科は形成外科から分離，独立した外科の一分野であり，手術法の多くは形成外科分野における手術方法を応用したものである．
- 美容外科においてはもともとが病的な状態ではないため，機能を損なわずに患者の要望に沿った整容的な変化が求められるため，高度な知識と繊細な技術を要する．
- 日本美容外科学会（JSAPS）による調査によると，本邦においては，美容外科手術のおよそ9割程度が，顔面の手術に集約される[1]．このため，とくに顔面の解剖と機能について十分に精通していることが，美容手術を行う医師には求められる．

1 眼瞼領域で美容外科に応用可能な形成外科手術

眼瞼領域は機能と整容面がとくに密接しているため，美容外科に直結するような手術も多くある．本書ではその一部を紹介する．

Case 1　眼瞼内反症手術（二重埋没法）

保険領域では眼瞼内反症に対して行われる治療であるが，美容診療では主に重瞼形成の方法として広く用いられる．

皮膚側に瘢痕を形成せず重瞼形成が可能で，結果も安定する手術法のため，美容外科領域でもっとも多く行われる手術である．

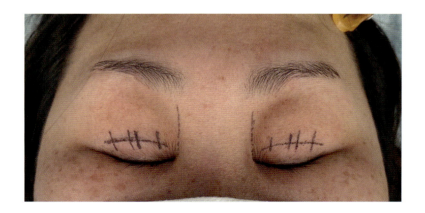

両側に通糸する箇所をデザインする．
通糸にも様々な方法があるが，筆者は内側と外側の2カ所にループを形成する方法で治療を行っている．

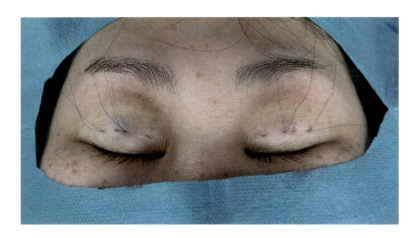

通糸直後の状態.

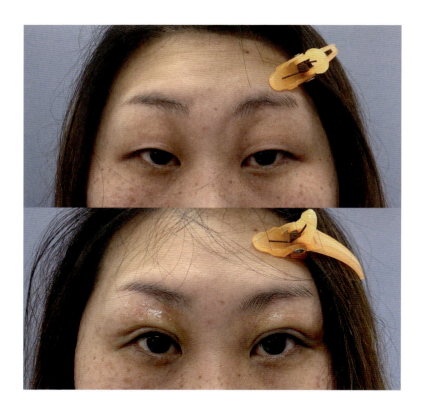

上段術前,下段術直後の状態.
　局所麻酔注射による腫れや皮内皮下出血は生じるが,侵襲が少なく安定した結果が得られる治療方法である.

Case 2　眼瞼下垂症手術(挙筋前転法)

腱膜性の眼瞼下垂に対して用いられる手術であるが，美容外科領域でも，MRD-1 が低いケースにおける二重形成を行う場合には良い治療の選択肢となる．

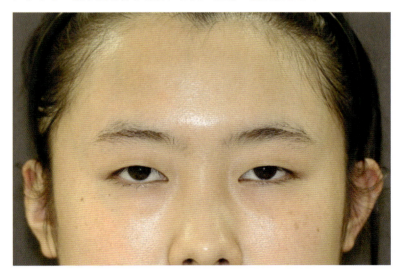

術前写真，中等度眼瞼下垂も認める．

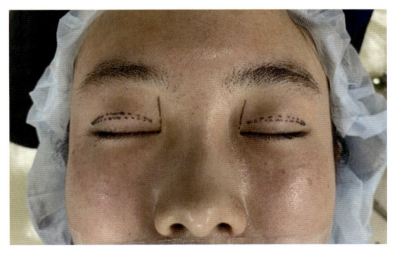

手術デザイン，皮膚から重瞼距離は 7 mm 程度，皮膚は 2 mm 弱程度切除するデザインとした．

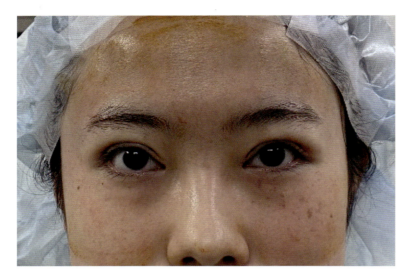

手術直後の状態.

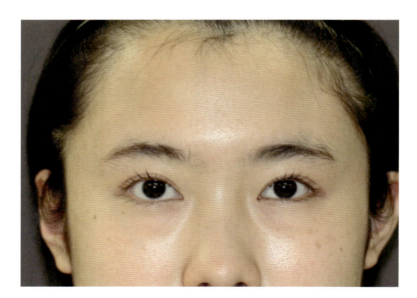

治療後4カ月の状態. MRD-1が開大して, ぱっちりとした変化が得られている.

2 鼻領域で美容外科に応用可能な形成外科手術

Case 3　外傷後の鞍鼻変形に対して，肋軟骨を用いて修正を施行した

同様の術式は美容外科領域では隆鼻術の一手段として行われる．

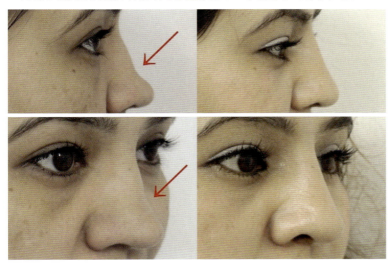

左側術前写真，以前の耳鼻科での鼻中隔手術後の陥凹変形に対して，赤矢印の陥凹部位に鼻腔内より軟骨移植を行った．

右側術後2カ月写真．

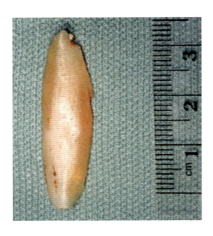

移植した肋軟骨．

3 輪郭領域で美容外科に応用可能な形成外科手術

美容外科領域では，輪郭を整える手術として，顔面骨切り手術や，フェイスリフト手術がある．

Case 4　耳下腺浅葉切除術

耳鼻咽喉科など形成外科以外の領域においても，美容外科手術につながる手技を学ぶ機会がある．耳下腺浅葉腫瘍摘出術などにおいては，フェイスリフト手術と同様の術野が展開される．

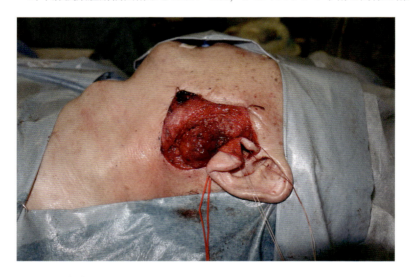

耳下腺浅葉切除術施行時の術野．

> **まとめ**
> - 形成外科領域の手術のなかには，美容外科治療に直接応用が可能な手術もある．
> - とくに眼瞼領域は，美容診療に直結する治療も多くあるため，形成外科医にとっては取り組みやすい領域であるが，鼻や輪郭などにおいても，美容診療につながる解剖や手術を学ぶ機会は多くある．

【参考文献】
1) JSAPS（日本美容外科学会）第5回全国美容医療実態調査 最終報告書．2022年．

〈朝日林太郎〉

30 美容後遺症診療

考え方

- 美容外科によってプラスの状態を求めたのに，かえってマイナスの状態になってしまったのが美容後遺症の患者である．
- マイナスの状態からゼロに戻すことは，美容後遺症診療としては最低限達成するべき目標であり，さらに患者がもともとめざしていたプラスを実現する治療を考えていく必要がある．

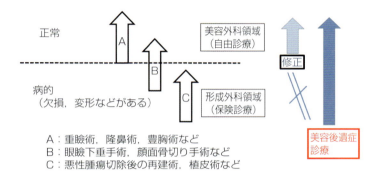

A：重瞼術，隆鼻術，豊胸術など
B：眼瞼下垂手術，顔面骨切り手術など
C：悪性腫瘍切除後の再建術，植皮術など

- 美容後遺症診療は，患者それぞれで経過や状態が異なるため，どのような治療が正解であるか，治療のゴールをどこに設定するかを，患者それぞれに対して考える必要がある．
- 美容後遺症に関しては，原因も症状も患者によって様々であるが，とくに多くみられるものとして，「非吸収性充填剤」による注入治療後の後遺症と，シワ・弛みに対する成長因子注射による後遺症がある．

1 非吸収性充填剤注入による合併症

非吸収性充填剤を用いた治療は美容医療診療指針上，「強く推奨しない治療」として注意喚起はされているが[1]，法的にはとくに規制されておらず，現在も一部医療機関においては治療が提供されている．

外科的除去を行う場合の原則は，術後整容的に問題とならない箇所からの切開，アプローチを考える．

可能であればより整容的に良好な結果が得られるような処置（弛み取りやリフトアップ，容量の増大など）も考慮して治療を行う．

Case 1　非吸収性充填剤による豊胸治療後の注入異物除去

非吸収性充填剤の除去の方法は確立した方法がなく，また注入剤は周囲組織に浸潤，移動している場合がほとんどで，完全な除去はきわめて難しい．

筆者らは下記の要領で治療を行っており，大部分は除去できているが，それでも術後残存異物による炎症により追加での治療を要するケースは少なからずある

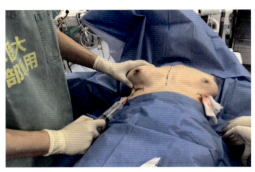 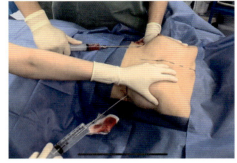

0.1％キシロカイン（エピネフリン含有）を片側500mL異物周囲に局注

吸引カニューレで内部の被膜を破砕

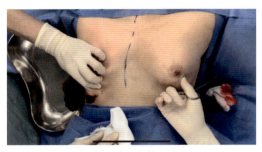 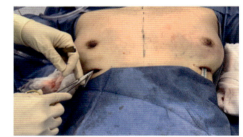

用手的に皮下異物を除去

十分に洗浄後皮下にペンローズドレーン留置

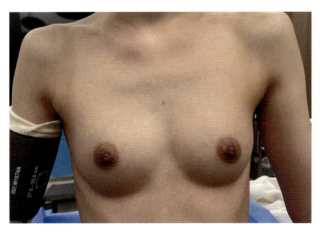 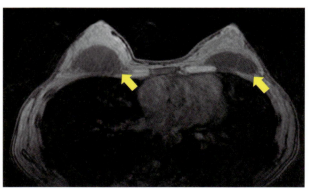

32歳女性，両側非吸収性充填剤による豊胸治療後の患者で，MRI画像（T2強調）にて，乳腺下にほぼ一塊となった注入物を認める．

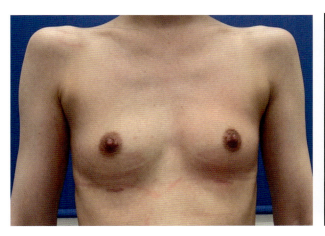
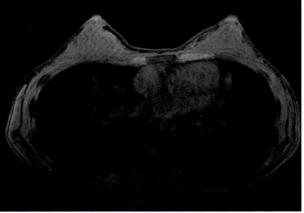

術後3カ月の状態．傷痕は目立たず，画像上も異物はほぼ完全に除去できているが，大胸筋や周囲組織へのmigrationがある場合は，完全には除去ができない場合がほとんどである．

Case 2　非吸収性充填剤による豊胸治療後の注入異物除去，乳房吊り上げ術

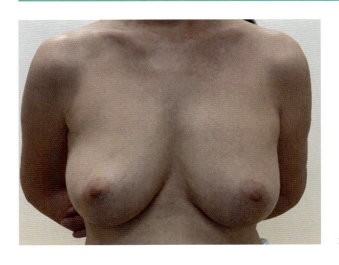

5年ほど前に非吸収性充填剤による豊胸治療の治療歴があった．

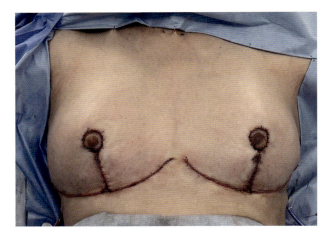

逆T字切開による吊り上げ手術を行い，同時に創部から異物除去を行った手術直後．

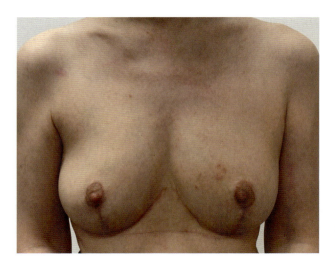

術後3カ月の状態．縫合創部の色素沈着は残存しているが，皮下の異物除去を行っても吊り上げにより形態は良好な状態を保っている．

◼2 成長因子を含んだ注射剤によるしこり，ふくらみによる合併症

　血液中の成分である多血小板血漿（platelet-rich plasma: PRP）に成長因子（basic fibroblast growth factor: bFGF）を混ぜて注射するシワの治療に関しても，美容医療診療指針上ではきわめてリスクの高い治療という位置づけにある

　この治療によるトラブルの多くは「しこり」や「ふくらみ」である．

　これらの治療においては，非吸収性充填剤の除去と同様に，外科的に治療を行う場合は傷痕が目立たない箇所からアプローチして除去する必要がある．

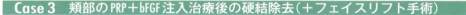

Case 3　頬部のPRP＋bFGF注入治療後の硬結除去（＋フェイスリフト手術）

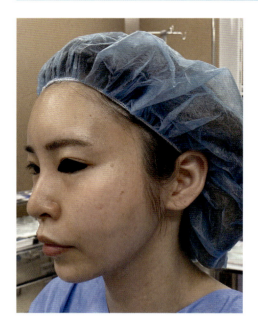

PRP＋bFGFによる治療により左頬部に硬結を生じた．

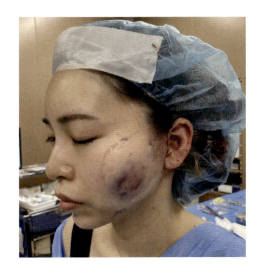

手術直後の状態．耳前部切開からしこりの除去と同時に，SMAS弁の引き上げによるフェイスリフト手術も同時に行っている．

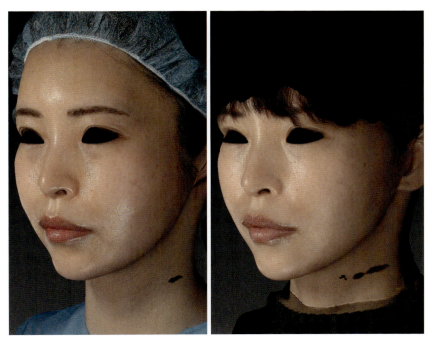

術前と術後3カ月の3次元写真．頬の硬結は除去されており，かつフェイスリフト手術によりすっきりとしたフェイスラインが得られている．

Case 4　下眼瞼部のPRP＋bFGF注入治療後の硬結除去

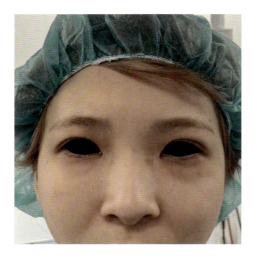

下眼瞼のクマ弛み治療にPRP＋bFGF治療を行い，両下眼瞼に境界不明瞭なふくらみが生じた．

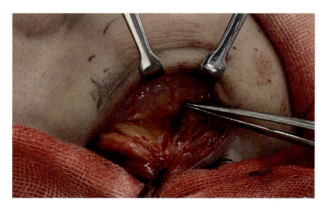

睫毛下切開によるアプローチでふくらみの原因となっている脂肪組織の除去と同時に，眼窩脂肪移動術（ハムラ法）によるクマ治療，眼輪筋弁の引き上げによる弛み治療も行った．

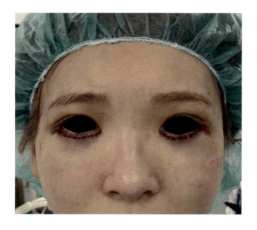

手術直後の状態．

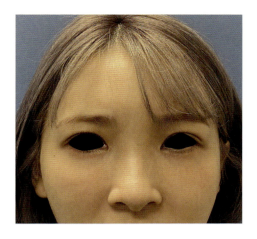

術後5カ月の状態，下眼瞼の凹凸は改善しており，すっきりとした変化が得られている．

> **まとめ**
> - 後遺症の内容は患者それぞれで多岐に渡るが，とくに美容医療診療ガイドラインで推奨されない治療によるものが割合として多くを占める．
> - 美容後遺症診療においては，一般美容外科はもちろん，形成外科や細胞再生医療など，さまざまな分野の経験や知識が重要である．
> - 高い満足度を得るためには，後遺症の原因である状態を改善する（マイナスからゼロにする）のみならず，もともと患者が希望していたようなより良い形，機能を目指して診療を行う（マイナスからプラスにする）必要がある．

【参考文献】
1) 大慈弥裕之, 他. 美容医療診療指針（令和3年度改訂版）. 日本美容外科学会会報. 2022; 44: 69-170.

〈朝日林太郎〉

31 リハビリメイク

リハビリメイクとは

□ リハビリメイク（rehabilitation makeup）とは，外傷や皮膚疾患などの問題に対しメイクを行い，社会復帰を促す方法で，1995 年に筆者が提唱した[1]．1970 年代に欧米で発展したカモフラージュメイクが患部のみを被覆するのに対し[2]，リハビリメイクは患部のみならず全体のメイクを行うことで生活の質（quality of life: QOL）を向上させ，最終的に患者がその外貌の問題を受容することを目的としている．患者自身が能動的にメイク技術を習得すること，また手術などの侵襲的な手法と違い，可逆的でリスクの伴わない方法であるため，患者側としても比較的気軽に安全に受け入れられることも特徴である．

□ 適応範囲は形成外科，美容外科，皮膚科にとどまらず，双極性障害や身体醜形障害などの他者からは理解されにくい外貌の問題を扱う精神科，機能改善を目的とする眼瞼下垂および眼瞼痙攣などを扱う眼科など，単に色調の問題を被覆するのみではない効果への期待は，多方面に広がりつつある．また，リハビリメイクは短時間で簡易であると同時に，崩れにくく一般と同じ化粧品を使用し施術可能なため，女性のみならず男性や子ども，高齢者，顔以外の四肢体幹などにも広く適応される[3]．

リハビリメイクの適応例

専門領域	疾患名
精神科	双極性障害，神経症，更年期障害，摂食障害，身体醜形障害，自傷行為，ドメスティックバイオレンスによる障害，PSSD（post-surgical stress disorder: 手術後ストレス障害）
形成外科	瘢痕（熱傷後瘢痕，外傷後瘢痕，術後瘢痕など），血管腫・母斑（単純性血管腫，太田母斑など），母斑症（プリングル病，神経線維腫症Ⅰ型など），口唇裂，口蓋裂，陳旧性顔面神経麻痺，眼瞼下垂
歯科・口腔外科・頭頸部外科	口唇裂，口蓋裂，審美歯科，下顎前突，顔の変形，頭頸部手術後瘢痕
美容外科	ざ瘡，ざ瘡痕，色素性病変，アンチエイジング全般（たるみ，しわ，しみ，毛穴の開き），下顎角の張り，美容治療後のダウンタイム軽減（ケミカルピーリング，レーザー）
皮膚科	アトピー性皮膚炎，ざ瘡，膠原病による皮膚症状，母斑，白斑，色素性病変，魚鱗癬
内科	膠原病，腎不全（透析）による様々な皮膚症状，ステロイド治療による副作用
婦人科	更年期障害，癌治療に伴う副作用（脱毛，くすみ）
眼科	眼瞼下垂，眼瞼痙攣，眼瞼内反

リハビリメイクの方法

1 ヒアリング

□ リハビリメイク施術前に現病歴，既往歴，外観上の問題点や悩みなどについてヒアリングする．

2 ふき取り洗顔，血流マッサージ

□ 化粧水とスクワランオイルを含ませたコットンを用い，顔の上から下方向に滑らせ保湿する．その後，美容液を含ませたスポンジで，眼瞼周囲とフェイスラインを血流に沿ってマッサージを行う．血流が促進され浮腫が軽減することにより，顔色が明るく健康的に見える．

3 極薄粘着テープ

□ 総厚 10 μm（フィルム層 5 μm，粘着層 5 μm）の極薄粘着テープ[4]を耳前部や耳後部，額に挙上させるように貼付する．母斑や瘢痕は皮膚が外側に引っ張られることで色みや凹凸がわずかに軽減して見える可能性がある．また，訴えはなくても加齢による悩みを感じている患者がほとんどであるため，テープ貼付で眼瞼や頬部の加齢性の下垂が軽減され，QOL が向上するきっかけになりやすい．

4 化粧下地，ファンデーション

□ 保湿力の高い黄色の化粧下地を，患部が顔にある場合は顔全体に，体部の場合は患部を含む広範囲に塗布する．黄色は明度が高く肌色をきれいに見せることができ，汎用性が高い．その後，黄色やベージュ，オレンジなどの色みや，クリームタイプ，練り状タイプなどの材質の異なる複数のファンデーションを混ぜて，患部の色調に調整し塗布する．複数を混ぜると自然の肌色に近い組成になり，少量で高い被覆力を有することが可能である．

5 フェイスパウダー

□ フェイスパウダーを塗布し，汗や水でメイクが崩れないように仕上げる．

6 患部の被覆

□ 上記工程で患部が被覆できていない場合は，被覆力の高いファンデーションを用いて，患部を中心に塗布する．この時，多量のファンデーションを一度に塗布するのではなく，スポンジを用いて少量を塗布し，その後にフェイスパウダーを塗布するという工程を複数回繰り返すと，自然な仕上がりになり患者の満足度が高い．

7 眉，ポイントメイク

□ 眉，アイメイク，頬紅，口紅の順に仕上げる．患者のチャームポイントが引き出されるように仕上げ，患部に執着していた気持ちを払拭できるように促す．

□ なお，リハビリメイクはカウンセリング後 20 分程度の短時間で行い，メイクで被覆することが特別なものでなく，時間的な負担がわずかで日常に取り入れやすいと認識してもらう．

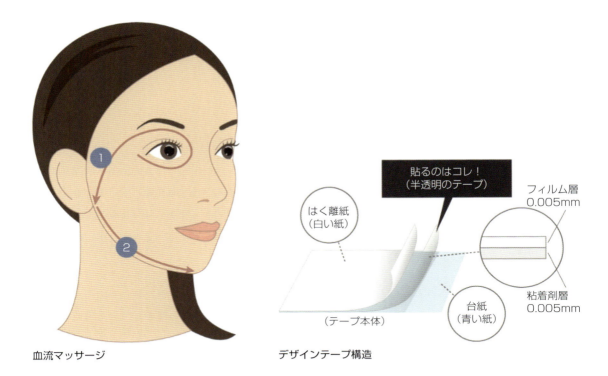

血流マッサージ　　　　　　　　　　　　デザインテープ構造

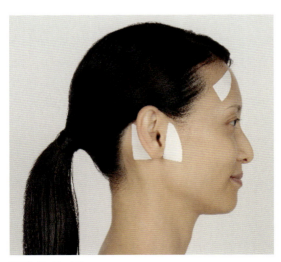

デザインテープ

※本稿の症例写真の掲載については，すべてご本人の同意をいただいております．

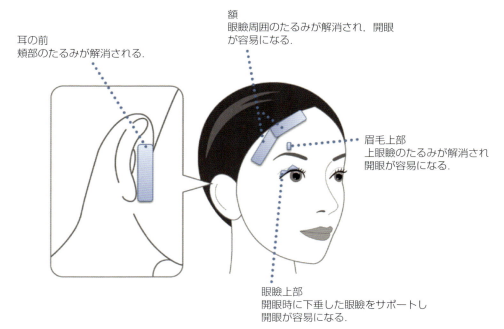

耳の前
頬部のたるみが解消される．

額
眼瞼周囲のたるみが解消され，開眼が容易になる．

眉毛上部
上眼瞼のたるみが解消され開眼が容易になる．

眼瞼上部
開眼時に下垂した眼瞼をサポートし開眼が容易になる．

デザインテープ貼付

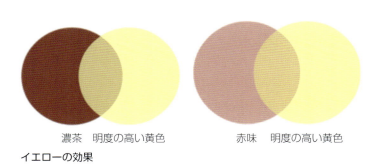

濃茶　明度の高い黄色　　　赤味　明度の高い黄色

イエローの効果

症例

Case 1

　12歳，女性，右顔面の単純性血管腫．3歳時より1〜3カ月に1度の頻度でレーザー治療を行っている．カウンセリングのために声をかけても反応が少なかったため，すぐにメイクを始めた．

　黄色の化粧下地で顔全体の色調を整えた後，黄色とベージュの練り状のファンデーションを混ぜ，患部を中心に被覆し，汗などで崩れないようにフェイスパウダーを十分に塗布した．本患者は学生のためアイメイクや口紅の塗布などは行わず，自然な印象に見えるよう眉を整えて施術を終了した．

　施術前は笑顔がなかったが，施術後，自然な笑顔が見られた．本来は施術前のカウンセリングを十分に行い，悩みを明確にした後に施術を行うべきだが，本症例のように聞き取りが難しい場合，施術者の客観的な視点で問題と考えられる部分に対し施術を行うことで，患者自ら悩みを話し出すこともある．

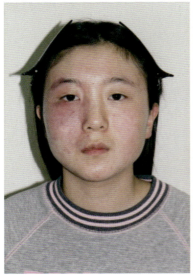 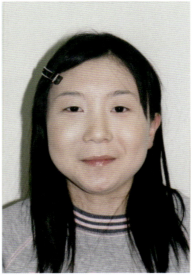

a．施術前　　　　　　　　　　b．施術後

症例 1．12 歳女性，単純性血管腫
赤みが被覆でき，眉を整えたことで，垢抜けた印象に変化した．施術後，患者は自然な笑顔を見せた．

Case 2

24 歳，女性，左手掌の単純性血管腫．以前は治療を希望していたが，レーザー治療は難しいと言われ，現在は通院していない．

手掌はよく動かす部分であるため，化粧下地，ファンデーションの塗布後，フェイスパウダーを十分に塗布し，水で崩れないように仕上げる．手掌のみでなく手首や前腕までファンデーションを塗布し，自然に見えるようにする．同時に顔のメイクも行い，QOL の向上に努めた．

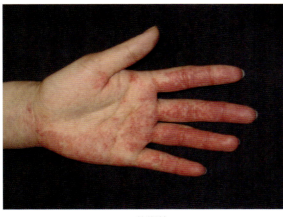 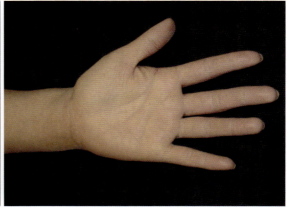

a．施術前　　　　　　　　　　　　　　　　　　b．施術後

症例 2．24 歳女性，単純性血管腫
深い皮溝が多く存在する手掌だが，ファンデーションを少量ずつ塗布することで問題なく被覆できる．崩れないよう，フェイスパウダーを十分に塗布する．

Case 3

38歳,女性,右上腕の熱傷後瘢痕.8歳時に浴槽に落ち受傷し,3カ月間入院し治療を受けた.20歳時に2回修正術を行ったが,皮膚の凹凸やてかりが気になると訴え,リハビリメイクを希望した.

上腕は熱傷後の皮膚,移植後の皮膚,正常の皮膚が存在し,それぞれの部位で肌の質感や色みが異なるが,リハビリメイクでは複数のファンデーションを混ぜて塗布するため,問題なく被覆できる.

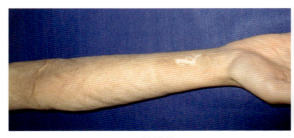 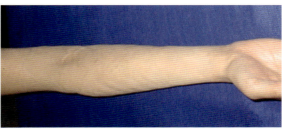

a. 施術前 b. 施術後

症例3. 38歳女性,熱傷後瘢痕
白く抜けている部位,凹凸の見られる部位,正常の皮膚が存在するため,部位ごとに複数のファンデーションの色みを調整しながら塗布し,被覆を行う.両腕を露出した時に自然に見えるよう,健側にもファンデーションを塗布することを提案する.

Case 4 尋常性白斑

46歳,男性,1年半前より右顔面に白斑が発症.近医で漢方や軟膏などを処方されたが効果が得られずリハビリメイクを希望.

黄色の化粧下地で白斑を被覆し色調を整えた後,患部は被覆力の高い練り状のファンデーションを複数色混ぜて塗布する.

男性の場合,顔全体にファンデーションを塗布することに抵抗があるかもしれないが,バランスを見ながら全体に塗布する方が境目がなく自然な仕上がりになる.まつ毛や眉毛,頭髪の脱色にはマスカラを使用することで色味を統一した.

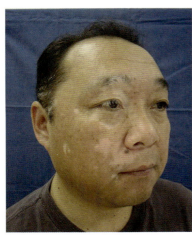 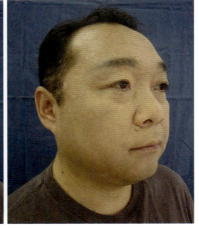

a. 施術前 b. 施術後

症例4. 46歳男性,尋常性白斑
白く抜けている部位,正常の皮膚が存在するため複数のファンデーションの色味を調整しながら塗布し,被覆を行う.白く抜けている部分が多い場合はそちらの色味に合わせることもある.

Case 5　眼瞼痙攣

42歳，女性，4年前より眼周辺の強張りが強くなり，左眼はほとんど開けることができない．ボツリヌス療法は効果が得られず外出時は常にサングラスをかけている．

眼瞼痙攣では他の症例と違い，外観の改善より機能的な改善が優先される．眼輪筋のみならず顔全体の表情筋や首から肩にかけて血流マッサージをしっかりと行う．その後，耳前部やこめかみなどの皮膚を挙上しながらテープを貼付する．患者が気持ち良いと感じる位置や方向を確認し，客観的にも症状が改善しているかを目視しながら行うと効果的である．

a. 施術前

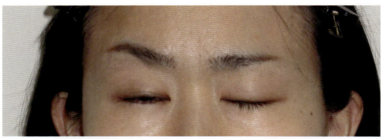

b. 施術後

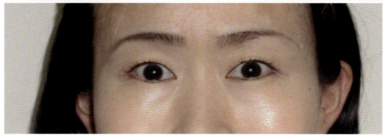

症例5．42歳女性，眼瞼痙攣
テープ貼付後，患者は機能面での改善を感じ，施術前まで気にならなかった自身の外観を気にし始めることも多い．患者の要望に合わせて若々しく健康的な印象にメイクで仕上げることで，機能面のみならず整容面での改善が得られ，患者の満足度向上にも寄与する．
なお，テープによる改善効果の持続には個人差があるため，患者自身の技術習得も不可欠である．

Case 6　ケロイド手術後瘢痕

　51歳，女性，小学生時代の予防接種の痕がケロイドになり，レーザー治療，形成術を行いケロイドの隆起は改善したが，赤みが残ってしまった．趣味でフラダンスを習っており，発表会などで肩を出した衣装を着用する際に気になるためリハビリメイクを希望．

　ケロイドの赤や茶褐色の色調は赤色に黄色を混ぜると肌色になるのと同様に，黄色のファンデーションの塗布が非常に効果的である．

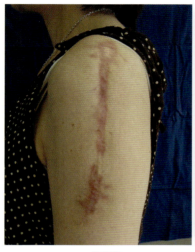
a．施術前

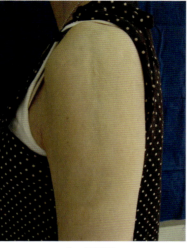
b．施術後

症例6．51歳女性，ケロイド手術後瘢痕
凹凸のある疾患に対しては，メイクとテープの両方を実施し，患者に説明することがある．まず，皮膚の色調と凹凸を整えるため，患部の大きさに合わせてテープを貼付し，凹凸が軽減した様子，質感が滑らかになる様子を患者に見せ，その上からファンデーションで被覆する．また，テープを貼付せずファンデーションのみで被覆した患部も見せる．それぞれの仕上がりの好みや自身がメイクをする際の手間なども含めてどちらを希望するか患者自身に決めてもらう．時間的，精神的負担が少ない方法を提案することも満足度向上のために必要である．

【参考文献】
1) かづきれいこ．リハビリメイクと医療．形成外科．2001; 44: 1029-36.
2) Rayner V. Clinical cosmetology. New York: Milady Publishing. 1993. p.194-8.
3) かづきれいこ．リハビリメイクとは．かづきれいこ，編著．化粧医学―リハビリメイクの心理と実践―．東京; 全日本病院出版会; 2018．p.2-7.
4) 渡辺修一，深野兼司，藤澤博充．厚さ10μmの超極薄粘着シート．コンバーテック2010年2月号．2010．p.1-4.

〈かづきれいこ　朝日林太郎〉

索　引

あ 行

アポクリン汗腺	193
異所性蒙古斑	17
1 期的頭蓋形成術	68
一次再建	50
入れ換え皮弁	89
陰圧閉鎖療法	78
咽頭・喉頭・頸部食道 全摘術後	23
咽頭収縮筋	97
咽頭部分切除後	24
咽頭弁手術	95
裏ハムラ	177
腋臭症	192
エキスパンダー	51
エクリン汗腺	193
横転皮弁	133
太田母斑	17
表ハムラ	177
折れ耳	102

か 行

外固定	111
外固定式骨延長法	68
外傷性色素沈着症	17
開放骨折	79, 113
顔	7
下顎後静脈	59, 60
下顎骨骨折	75
下顎切除後	27
顎裂骨移植	95
顎骨骨切り術	95
下臀動脈穿通枝皮弁	53
眼窩底骨折	76
眼瞼下垂	166
眼瞼下垂症手術	206
眼瞼内反症手術	205
完全切断	113
陥入爪	119
基底細胞癌	12
キューピッド弓	96

胸骨骨髄炎	30
頬骨骨折	74
矯正治療	102
挙筋前転法	206
筋横隔動脈穿通枝皮弁	34
屈筋腱	113
くり抜き法	155
経結膜的眼窩脂肪移動術	177
経結膜的眼窩脂肪除去術	177
形状誘導ヘルメット	67
経皮的眼窩脂肪移動術	177
頸部の解剖	22
化粧下地	219
血管奇形	137, 138
血管腫	137, 138
血管損傷	46
血管肉腫	137, 138
血管吻合	40
楔状切除	155
血流マッサージ	220
ケロイド	147, 153
腱損傷	115
原発性局所多汗症	192
口蓋形成術	95
口蓋帆挙筋	97
硬化療法	138, 143
口唇形成術	95
広背筋皮弁	31, 53
極薄粘着テープ	219
骨膜弁付き APB	108
コンパートメント症候群	81

さ 行

再建計画	42
再建外科	1
ざ瘡後ケロイド	158
三角頭蓋	67
耳介	100
耳下腺	59
自家組織	39, 50
脂肪腫	13
脂肪注入	57

縦隔炎	30
舟状頭蓋	67
術後ケロイド	159
上顎骨骨折	77
上顎骨の劣成長	98
上顎切除後	28
小耳症	101, 102
上臀動脈穿通枝皮弁	53
小児形成外科	1
静脈奇形	137, 138, 143, 144
褥瘡	132
植皮	42
植皮術	83
シリコン乳房インプラント	52
耳瘻孔	100
深下腹壁動脈穿通枝皮弁	53
神経断裂	116
人工爪	121, 123
人工物	50
水圧式ナイフ	125
スパイラル	3
成長因子	214
性同一性障害	162
性別適合手術	162
性別不合	162
正方弁法	88, 104
舌切除後	26
切断指	48
セファログラム	98
穿通枝茎島状皮弁	134
前斜頭蓋	67
前転法	170
造影 MRI	9, 14
爪甲剥離	123
組織拡張器	51

た 行

ダーモスコピー	9
第 1 鰓弓症候群	101
大胸筋皮弁	31
大腿深動脈穿通枝皮弁	53
第 2 鰓弓症候群	101

大鼻翼軟骨	96
多汗症	192
多血小板血漿	214
立ち耳	102
脱脂術	177
短趾症	48
短母指外転筋	108
中咽頭切除後	25
注入異物除去	212
超音波デブリードマン装置	127
爪白癬	120
爪変形	119, 121
吊り上げ術	173
デザインテープ	220
デブリードマン	83, 125
頭蓋形状誘導ヘルメット	71
頭蓋縫合早期癒合症	66
頭頸部悪性腫瘍	22
動静脈奇形	137, 138, 145

な 行

内胸動脈穿通枝皮弁	34
内固定式骨延長法	68
内視鏡補助下縫合切除術	67
内側足底皮弁	42
軟部組織再建	78
2期再建	51
肉腫	45
二次再建	50
二重埋没法	205
日光黒子	17
乳児血管腫	16, 137, 138, 139, 140
猫耳皮弁	103
熱傷	46, 83, 87
膿胸	32

は 行

バイオフィルム	126
ハイドロサージャリー	85
ハイブリッド法	86
破傷風予防	78
瘢痕	87

瘢痕拘縮	91
ピアスケロイド	155
鼻咽腔閉鎖機能不全	95
鼻咽腔閉鎖術	95
非吸収性充填剤	211
肥厚性瘢痕	93, 147
鼻骨骨折	73
腓腹筋皮弁	44
皮膚弛緩症	166
皮膚腫瘍	10
皮膚線維腫	10
皮弁法	196
被膜拘縮	52
美容外科	1
美容後遺症診療	211
表皮嚢腫	13
フィブリン膜	125
腹腔鏡手術後ケロイド	160
副耳	101
腹直筋前鞘翻転法	38
腹直筋皮弁	31
腹壁	36
不全切断	113
不良肉芽	125
プロペラ皮弁	134
粉瘤	13
ヘマンジオルシロップ®	139, 140
変形外鼻手術	95
変形性斜頭	71
扁平母斑	17
ポインター軟骨	60, 61, 63
放射線治療	45
母指多指症	107
保存的治療	149, 185
母斑	10, 11

ま 行

巻き爪	119
脈管異常	138
毛細血管拡張症	16
毛細血管奇形	137, 138, 141, 142
毛細血管奇形単純性血管腫	16

ら 行

リハビリメイク	218
隆鼻術	208
リンパ管奇形	137, 138
リンパシンチグラフィー	183
リンパ浮腫	181
レーザー	15, 138, 139, 140, 141, 142, 145

欧文

APB（abductor pollicis brevis）	108
BIA-ALCL（ブレストインプラント関連未分化大細胞型リンパ腫）	52
Component Separation 法	37
critical colonization	126
DIEP flap	53
eschar	125
Gehanno 法	25
GI（gender incongruence）	162
GID（gender identify disorder）	162
IGAP flap	53
ISSVA（International Society for the Study of Vascular Anomalies）分類	138
LD flap	53
muscle sling	97
PAP flap	53
RSTL（relax skin tension line）	10, 12
SBI（silicone breast implant）	52
SGAP flap	53
slough	125
SPECT-CT	183
TE（tissue expander）	51
TIMERS 理論	125
WBP（wound bed preparation）	125

アトラス形成外科手術
―見てわかるエキスパートのテクニック―　　　　©

発　行　2025 年 4 月 25 日　　　1 版 1 刷

編著者　小 川　　令

発行者　株式会社　中 外 医 学 社
　　　　代表取締役　青 木　　滋

　　　　〒162-0805　東京都新宿区矢来町 62
　　　　電　　話　　03-3268-2701（代）
　　　　振替口座　　00190-1-98814 番

印刷・製本/三報社印刷（株）　　　　　　　　　〈KH・YT〉
ISBN978-4-498-05302-1　　　　　　　　　Printed in Japan

JCOPY　＜（社）出版者著作権管理機構 委託出版物＞

本書の無断複製は著作権法上での例外を除き禁じられています.
複製される場合は，そのつど事前に，（社）出版者著作権管理機構
（電話 03-5244-5088，FAX 03-5244-5089，e-mail: info@jcopy.
or.jp）の許諾を得てください.